成人体外膜肺氧合

ECMO in the Adult Patient

编著　Alain Vuylsteke
　　　Daniel Brodie
　　　Alain Combes
　　　Jo-anne Fowles
　　　Giles Peek

主译　诸杜明　李　响

上海科学技术出版社

图书在版编目 (CIP) 数据

成人体外膜肺氧合 /（英）阿兰·威尔斯泰克
（Alain Vuylsteke）等编著；诸杜明，李响主译 . —上
海：上海科学技术出版社，2020.1
　　ISBN 978-7-5478-4560-8

　　Ⅰ. ①成… Ⅱ. ①阿… ②诸… ③李… Ⅲ. ①体外循
环—临床医学 Ⅳ. ①R654.1

中国版本图书馆 CIP 数据核字 (2019) 第 180056 号

上海市版权局著作权合同登记号　图字：09-2018-1212 号

成人体外膜肺氧合

编著　Alain Vuylsteke　Daniel Brodie　Alain Combes
　　　Jo-anne Fowles　Giles Peek
主译　诸杜明　李　响

上海世纪出版（集团）有限公司
上海科学技术出版社　出版、发行
（上海钦州南路71号　邮政编码200235　www. sstp. cn）
苏州望电印刷有限公司印刷
开本 787×1092　1/32　印张 6.75
字数 105千字
2020年1月第1版　2020年1月第1次印刷
ISBN 978-7-5478-4560-8 / R · 1907
定价：58.00元

内容提要

体外膜肺氧合（ECMO）技术是挽救急危重症患者的重要技术之一。本书从 ECMO 的环路、病例选择、置管与拔管、ECMO 管理、撤机及患者的重症监护等角度，阐述了 ECMO 技术应用在成人患者中的重点与难点。本书内容新颖，配以图表，表述简明清晰，具有较强的实用性。

本书可作为学习成人 ECMO 的入门图书，其主要读者为重症医学科临床工作者，同时可供内科、外科、麻醉科、妇产科等其他临床科室医师参考。

译 者

主 译

诸杜明　复旦大学附属中山医院

李　响　复旦大学附属闵行医院

副主译

瞿洪平　上海交通大学医学院附属瑞金医院

皋　源　上海交通大学医学院附属仁济医院

王瑞兰　上海交通大学附属第一人民医院

王　胜　同济大学附属第十人民医院

译　者（按照章节顺序排列）

刑顺鹏　上海交通大学医学院附属仁济医院

皋　源　上海交通大学医学院附属仁济医院

朱云楼　同济大学附属第十人民医院

刘勇超　同济大学附属第十人民医院

王　胜　同济大学附属第十人民医院

钟　鸣　上海交通大学医学院附属瑞金医院

吴　静　上海交通大学医学院附属瑞金医院

瞿洪平　上海交通大学医学院附属瑞金医院

张　伟　上海交通大学附属第一人民医院

田　锐　上海交通大学附属第一人民医院

王瑞兰　上海交通大学附属第一人民医院

姜丽静　复旦大学附属闵行医院

沈国锋　复旦大学附属闵行医院

李　响　复旦大学附属闵行医院

作 者

Alain Vuylsteke, BSc, MA, MD, FRCA, FFICM

Consultant in Intensive Care and Clinical Director
Papworth Hospital Cambridge, UK

Daniel Brodie, MD

Associate Professor of Medicine
Columbia University College of Physicians and Surgeons
New York-Presbyterian Hospital
New York, NY, USA

Alain Combes, MD, PhD

Professor of Intensive Care Medicine
University of Paris, Pierre et Marie Curie
Senior Intensivist at the Service de Réanimation Médicale
   Institut de Cardiologie
Hôpital Pitié-Salpêtrière
Paris, France

Jo-anne Fowles, RGN

Lead ECMO Nurse
Papworth Hospital
Cambridge, UK

Giles Peek, MD, FRCS CTh, FFICM

Professor and Chief of Pediatric Cardiac Surgery
ECMO Director
The Children's Hospital of Montefiore
New York, NY, USA

中文版前言

近年来，重症医学领域快速发展，一些新的医疗技术在危重患者的救治上得以应用，显著提高了重症医学的医疗水平，大批患者获得新生。体外膜肺氧合（extracorporeal membrane oxygenation，ECMO）是目前临床上抢救急危重患者的"终极武器"之一。ECMO技术源于心脏外科的体外循环技术，自1980年美国建立第一个ECMO中心至今，ECMO技术不断得到改进和发展。随着临床经验不断丰富，ECMO在重症医学领域的应用范围也不断扩大。

ECMO是一种起到人工肺和人工心脏作用的人工心肺机。在用于体外呼吸支持时，血液从静脉引出，通过ECMO的膜肺吸收氧，同时排出二氧化碳，而经过气体交换后的血液在ECMO泵的推动下回到静脉（静脉-静脉通路），或者泵回到动脉（静脉-动脉通路）。因此，ECMO 在一定程度上还可以代替心脏的泵血功能，从而用于心脏支持治疗。

本书共分为 15 章，深入浅出地介绍了 ECMO 的简史、基本原理、监测环节、患者选择、不同的转流方式、插管、抗凝管理、患者转运、移植等 ECMO 临床应用的相关问题，系统地为初学者展示 ECMO 管理期间的运行要点，指导重症医学专业的临床医护人员和其他相关人员顺利实施 ECMO。全书阐述简洁，侧重临床实践并强调实用性，适合临床 ICU 医师和急诊科、麻醉科、呼吸科、心脏科等科室的专业人员及医学院校的研究生阅读、学习和使用。

我们非常荣幸邀请到活跃在危重患者救治临床一线的多位专家一起参与本书的翻译工作。感谢各位专家辛勤的付出，他们在繁重的临床工作之余，认真负责地完成本书的翻译。我们真诚地希望各位读者多提宝贵意见。

诸杜明 李 响

2019 年 7 月 8 日

说　明

本书关于 ECMO 的内容仅限于成人患者。关于"成人患者"的定义有许多种，我们选取的定义是年龄大于 16 岁并且体重大于 20 千克的患者，后一个条件因为与我们讨论的技术有相关性而更重要。

我们要感谢以下对本书有过贡献的人士：Mindaugus Balciunas 医师，英国；Richard Porter 医师，英国；Mathieu Schmidt 医师，法国；Martin Besser 医师，英国。

常用术语缩略词表

ACT	活化凝血时间
AKI	急性肾损伤
anti-Xa	抗 Xa 因子
APR	活化部分凝血活酶时间比
APTT	活化部分凝血活酶时间
ARDS	急性呼吸窘迫综合征
CO_2	二氧化碳
CPR	心肺复苏
DCD	心脏死亡后器官捐献
$ECCO_2R$	体外二氧化碳清除
ECMO	体外膜肺氧合
ECMO-Net	国际 ECMO 网络
eCPR	体外心肺复苏或 ECMO 辅助的心肺复苏
ELSO	体外生命支持组织

FiO_2	吸入氧比例
HbS	镰状细胞
HIT	肝素诱导的血小板减少症
HLA	人白细胞抗原
ICU	重症监护治疗病房
INR	国际标准化比值
LMWH	低分子肝素
O_2	氧气
$PaCO_2$	二氧化碳分压
PaO_2	氧分压
PEEP	呼气末正压
RRT	肾脏替代治疗

目　录

第1章

ECMO 简史

引　言

体外膜肺氧合（extracorporeal membrane oxygenation, ECMO）技术是体外生命支持的一种形式。但 ECMO 不是治疗方法，也不能纠正潜在的病理生理损害。该技术是心脏手术中使用体外循环机和心肺机的直接延伸。

体外生命支持技术可联合其他多种技术设备，如透析、连续血液滤过和心室辅助装置。

表 1-1 列出了对 ECMO 的发展做出重要贡献的主要事件。早期对气体和血液混合的尝试因血栓形成而受阻。20 世纪初，肝素的发现解决了这个难题。人们开发了各种使气体和血液混合可行的装置，其中鼓泡式氧合器可能是最受认可的。在这个系统中，气体以鼓泡的方式与血液直接接触。对气泡大小的控制和带有滤器的循环通路使气泡不易进入患者血液，从而有效地避免了空气栓塞的发生。然而，气体和血液的混合导致血液的稳态被破坏，并且限制了气血交换的时

间。因此，在气体和血液之间间隔一层半透膜是一项重要的进展，保证了更长时间的生命支持。

表 1-1 ECMO 发展历史上的里程碑事件

年　份	事　　件
1635—1730	Robert Hooke 提出了氧合器的概念
1869	Ludwig 和 Schmidt 试图在气球中将空气和去纤维蛋白的血液一起摇晃来为血液充氧
1882	斯特拉斯堡的 von Schröder 用鼓泡式氧合器为孤立的肾充氧
1882	Frey 和 Gruber 描述了第一个"二维"体外氧合器：在倾斜的圆筒中，血液直接暴露在空气中
1916	Jay Maclean 发现从狗心肌中提取的磷脂可以防止血液凝固，由此发现了肝素
1929	Brukhonenko 和 Tchetchuline 初次对狗进行全身灌注
1930 年代	Gibbon 和 Kirkland 进一步阐释了氧合器的概念
1948	Bjork 设计了转碟式氧合器
1952	Clarke、Gollan 和 Gupta 发明了全玻璃气泡氧合器
1953	首次成功在体外机械泵氧合器支持下进行人类心内手术
1955	梅奥诊所的 Kirklin 及其同事进一步将 Gibbon 型固定屏式氧合器发展为 Mayo-Gibbon 泵氧合器，并用于商业
1955	Lillehei 及其同事开始在临床使用 DeWall 鼓泡式氧合器

年　份	事　　件
1958	Clowes、Hopkins 和 Neville 在多个夹层中使用 25 m^2 的渗透乙基纤维素（很快被机械强度更高的聚四氟乙烯或特氟龙取代），形成第一个临床膜氧合器
1972	Hill 报道了第一个成人使用 ECMO 的幸存者
1972	Zapol 在 *New England Journal of Medicine* 上发表文章 "Buying time with artificial lungs"
1976	Bartett 报道了护理人员在被遗弃的新生儿 Esperanza 身上成功使用 ECMO
1978	Kolobow 和 Gattinoni 描述了使用体外循环去除 CO_2 从而降低通气损伤的可能性
1979	国家心肺血液研究所在成人急性呼吸窘迫综合征（acute respiratory distress syndrome, ARDS）患者中发表一项随机对照试验，结果令人失望，实验组与对照组均为 10% 的生存率
1989	体外生命支持组织（Extracorporeal Life Support Organization, ELSO）成立
2009	H1N1 流感大流行和 ECMO 的临床成功应用被媒体广泛传播
2009	*The Lancet* 发表《常规通气支持与体外膜肺氧合治疗严重成人呼吸衰竭（CESAR）的疗效和经济评估：一项多元化的随机对照试验》
2011	国家卫生健康署（英格兰）是提供 ECMO 治疗管理服务的重要机构
2014	在 *American Journal of Respiratory and Critical Care Medicine* 上发表了《成人患者急性呼吸衰竭使用 ECMO 计划的立场》文件

ECMO的诞生可以追溯到1929年在俄罗斯报道的对狗成功实施体外灌注事件。在人类身上，第一次成功的心肺转流术于1953年由Gibbon进行。

1971年，一名创伤患者在使用ECMO支持3天后幸免于难。他是第一个从该技术中受益的患者。几年后，Robert Bartlett报道了第一个受益于ECMO支持的婴儿。从此，许多临床医师热衷于该技术，并将其运用于临床。

起　始

第一次针对呼吸衰竭患者进行体外支持的试验是由美国国家心肺血液研究所发起的，研究结果发表于1979年。令人失望的是，绝大多数患者（90%）死亡，且各组间在死亡率上没有差异。作者认为ECMO可以为患者提供生命支持，但它不能促进肺的康复，也不能阻止肺部病情的持续恶化。

由此，大多数临床医师停止了ECMO的治疗。

当大部分人致力于提高其他呼吸衰竭的支持方式时，仍有少数人在继续改良这项技术。临床医师知道，肺在机械通气中会被气道正压所损伤，因此提出了减少肺机械性损伤的方法。所谓的肺保护性通气策略，

事实上就是将肺通气损伤减少到最小的技术。ECMO
结合二氧化碳清除术来减少呼吸机的支持力度，降低
机械通气导致的肺损伤，是很有前景的一项技术组合。
然而，在对照试验中并没有证据表明使用 ECMO 比常
规治疗带来更好的临床结局。

　　一系列试验和病例证明新生儿使用 ECMO 支持
可以挽救生命。在儿科，ECMO 的开展比较顺利，并
积累了大量专业知识和经验。但这本书主要关注成年
患者。

　　对 ECMO 感兴趣的临床医师，借鉴了 ECMO 在
儿科的成功应用，在 1989 年联合成立了体外生命支
持组织（ELSO），该组织向其成员开放，可以互相
分享经验和收集的所有数据。由此，有关儿童和成人
ECMO 的数据逐渐累积，为世界各地的实践提供了重
要信息。

发　展

　　21 世纪初，随着技术的发展和体外循环设备的优
化，鼓泡式氧合器退出了人们的视线，而膜式氧合器
（通过半透膜使气体和血液隔离）得到全面应用。随着
离心泵的出现，该技术的生物相容性大大提高。设计

上的改进解决了许多机械问题，尽管依然会产生一定的损伤，但创伤小的循环设计为临床提供了便携性，使 ECMO 变得精巧、简单易行。这样的改变开启了 ECMO 的新时代（非正式地被称为 ECMO 2.0）。

专科中心已开始在特定患者如肺移植术后的患者中使用 ECMO。其他一些专家继续探索将 ECMO 用于心肺支持，该技术的应用仍仅限于高度专业化的医疗中心和部分偶发患者。

2009 年，新型流感（H1N1）大暴发，大部分患者为年轻患者。临床实践中，使用 ECMO 支持的许多患者得到完全康复。虽然 ECMO 治疗的临床结果与常规治疗是否有所区别依然是个疑问（有些人确信它有用，但具体数据尚不支持），但这种经验依旧引发了 ECMO 的广泛应用。值得注意的事实是，ECMO 在 H1N1 流感流行期间被大量应用于危重患者，虽然消耗了大量的医疗资源，但提升了当代医疗服务水平。

在 H1N1 流感大流行期间，一项关于急性呼吸窘迫综合征（ARDS）患者使用 ECMO 的大样本前瞻性研究（CESAR）的结果在《柳叶刀》发表，推动了该技术的使用，也引发了进一步的争议。研究表明，ECMO 本身对疾病没有治愈的作用，但在必要情况下，将 ARDS 患者转移到可以提供 ECMO 支持的治疗中心可以获得更好的结果。

受本次流感的影响和已发表结果的支持，临床医师开始考虑更早使用 ECMO，许多供应商也开始提供机器。一些国家建立了国际网络（例如，可在线访问的英国国家卫生服务的国家呼吸 ECMO 服务规范，详见第 2 章）。

在 ECMO 用于呼吸支持的同时，它也被用于心肺衰竭的支持。在这种情况下，ECMO 可被视为快速（如心搏骤停）或持续（如心脏手术后持续的心肺转流）提供体外循环支持的一种方式。病例分析（大量病例报告）认为静脉 - 动脉 ECMO 作为一种手段可以为大多数器官持续供氧，临床医师相信在某些情况下可以为疾病提供帮助，虽然科学证据不足，然而ECMO 正在越来越多地被应用。

本章要点

● 这本书主要关注成人患者。

● ECMO 现在更简便、安全。

● ECMO 在 H1N1 大流行期间拯救了许多生命。

● ECMO 是一种支持技术而不是治疗手段。

（刑顺鹏　皋　源　译）

拓展阅读

[1] Gattinoni L, Pesenti A, Mascheroni D, *et al.* (1986). Low-frequency positive-pressure ventilation with extracorporeal CO_2 removal in severe acute respiratory failure. *Journal of the American Medical Association*, 256, 881–886.

[2] Lim MW. (2006). The history of extracorporeal oxygenators. *Anaesthesia*, 61, 984–995.

[3] Noah MA, Peek GJ, Finney SJ, *et al.* (2011). Referral to an extracorporeal membrane oxygenation center and mortality among patients with severe 2009 influenza A(H1N1). *Journal of the American Medical Association*, 306, 1659–1668.

[4] Peek GJ, Mugford M, Tiruvoipati R, *et al.* (2009). Efficacy and economic assessment of conventional ventilatory support versus extracorporeal membrane oxygenation for severe adult respiratory failure (CESAR): a multicentre randomised controlled trial. *Lancet*, 374, 1351–1363.

第 **2** 章

ECMO 服务

团 队

ECMO 的服务完全依赖于它的管理者，整个团队需要每天提供 24 小时的医疗服务。表 2-1 列举了团队的关键成员，其根据当地的组织因素、不同的中心而有所差异。

表 2-1　ECMO 服务中的关键成员

职　　务	角　　色
主任（ECMO 主任）	对 ECMO 运行总负责，必须精通重症医学，但可以有不同的专业背景
主治医师	提供全天候的患者管理，熟练掌握各科知识，相当于"全科医师"
外科主治医师	提供紧急心胸和血管外科支持，随叫随到
ECMO 协调员	协调患者的转出和转回，确保实现多学科教育和培训要求，制订、审查规则和指南
ECMO 专家	经过专业培训并具有丰富的专业知识和 ECMO 管理经验，帮助 ECMO 协调员进行日常服务协调

续 表

职 务	角 色
主管护士	负责日常患者护理和床边监测。他们是经过专业 ECMO 培训的经验丰富的重症监护治疗病房（ICU）护士，在医疗辅助人员的帮助下进行工作
总灌注师	具有 ECMO 专业知识的灌注师，帮助 ECMO 协调员满足教育和培训要求
临床灌注师	ECMO 运行时提供技术支持
理疗师	日常康复治疗
药剂师	日常药物治疗，检索最新与 ECMO 相关药物的药代动力学知识
营养师	日常营养治疗
ECMO 秘书	帮助承担 ECMO 相关的众多管理任务
临床数据分析	收集和分析数据，对于开发强大的服务非常重要；数据提交至国际注册处
多学科团队的其他专业者	放射科医师，微生物学家，病毒学家，生物化学家，血库专家，心脏科、呼吸科、血液科、神经科、肾脏科、妇产科医师，临床心理学家，精神病科医师，骨科和创伤科医师，五官科医师，以及姑息治疗的医师
辅助人员	厨房工作人员、清洁工、搬运工、司机、会计师和技术支持

团队的所有成员都需要管理 ECMO 支持患者的专业知识。医疗中心需要健全的教学计划、良好的培训体制，并强制开展员工培训，保证定期的模拟实践和

能力的评估。表 2-2 列出了内部培训计划应涵盖的主题。ELSO 为 ECMO 专家的培训和继续教育定期提供更新的指南和资源。

表 2-2 ECMO 临床医师培训中涉及的专业主题

ECMO 的类型
ECMO 的风险和潜在利益
ECMO 的适应证和禁忌证
ECMO 患者的病理生理学
ECMO 设备（包括管道）
ECMO 的气体交换
ECMO 的紧急事件
启动 ECMO：为什么？何时？怎么做？
停止 ECMO：为什么？何时？怎么做？
ECMO 的抗凝管理
ECMO 患者的近期和长期治疗
ECMO 的并发症
ECMO 的花费
ECMO 患者的转运

ECMO 的教育工作者需要分配时间和资源参加先进的会议，确保当地的治疗计划是最新的。培训包括模拟练习、管道连接，由此熟悉设备和鉴别潜在的问题。训练有素的工作人员需要反复练习，确保可以成功识别和处理 ECMO 的紧急情况。

对于参与 ECMO 支持患者管理的临床医师，一份不同角色的能力清单非常有用，这些能力可在地区和国家层面开发，ELSO 也提供了范例和可用列表。

应定期开展多学科会议，分享新经验，确保整个团队持续地学习和发展。

临 床 医 师

照顾 ECMO 支持患者的医师需要多种临床技能，理想的 ECMO 专家同时也是外科医师、重症医学科医师、呼吸科医师和麻醉医师的结合体。他应该具备各个不同专业的技能。然而这并不简单，一个优秀的 ECMO 医师将是一个"全才"，能认识到自己的不足并能向其他专业医师寻求帮助。最接近这个理想的是重症医学科医师，因为他们一直在以这种方式工作。

对任何想要学习 ECMO 的医师来说，首先需要彻底理解 ECMO 循环通路本身（详见第 3 章），其次是要学会如何选择合适的患者，即需要 ECMO 支持的患者，如正在从可逆的损伤中恢复或有条件获得另一种长期支持的患者（详见第 5 章）。

EOMO 团体有着相互协助的优良传统，目前开展了很多关于 ECMO 基础知识的课程，学习 ECMO 的医师也总是愿意互相帮助。

重症监护技能是 ECMO 安全使用的核心，包括所有重症监护的基础知识和管理能力。

ECMO 是一个完整的治疗系统，而不仅仅是一些螺栓般的固定配件组合在一起。

初级医师应该参与 ECMO 患者治疗的各方面工作，他们需要获得的第一项技能是认识自身的局限性以及懂得何时该寻求上级的帮助。

ECMO 专家

ECMO 专家是一个关键角色，处于 ECMO 和患者之间，他们在临床上发挥重要作用。他们需要精湛的技能来减少患者的损伤，是处理患者和紧急情况的一线人员。他们除了极佳的专业技能，还需要良好的沟通能力和抗压能力。

ECMO 专家拥有重症监护背景，擅长监护 ECMO 患者。他们必须通过完成必要的培训和评估来锻炼能力。实践技能课程主要包括循环通路监测、故障排除和应急处理程序，如栓塞的排除。他们必须反复训练确保熟练掌握该技能。

ECMO 专家也可以承担其他人的角色，如选择适当的抗凝，监测 ECMO 流量和通气量以保证足够的心肺支持力度。

ECMO 专家可以是接受过额外特殊培训的护士，也可以来自其他专业，如灌注师或其他医学背景。

所有照顾 ECMO 支持患者的护士必须具备 ICU 和看护 ECMO 支持患者的基本技能。在 ECMO 通路发生故障的情况下，他们需要立即采取有效的措施。ECMO 通路永远不能让不具备相关资质的医师单独进行管理。

ECMO 协调员

ECMO 协调员通常是指一位经验丰富的 ECMO 专家，他为 ECMO 项目承担临床、教育和管理责任。有经验的代理协调员可以帮助协调员确保全天候的工作。他们参与所有 ECMO 相关协议的制订。

这种协调是保证 ECMO 患者安全的重要部分，它确保了团队成员之间的沟通，以及患者在转诊、转运、置管和长时间护理上的管理。

ECMO 主任

ECMO 主任是一名 ECMO 临床医师，负责 ECMO 项目的整体管理和临床工作，不需要具体指导每位患者的治疗，但是需要带领团队提供更好的治疗水平。

灌 注 师

灌注师是体外循环管理方面的专家，他们的主要专长是手术室使用的短期体外循环维护。灌注师需要经过额外的培训才能获得管理 ECMO 循环的资格。

灌注师是 ECMO 技术中不可或缺的重要组成部分。在一些医疗机构中，常规的做法是让灌注师先准备并启动 ECMO，再将循环管理交给 ECMO 专家。一旦患者返回 ICU、ECMO 运行稳定，灌注师的工作则包括更换管路或组件以及运送患者去其他科室，如导管室或 CT 室。

对 ECMO 有特殊兴趣的灌注师可以成为该行业的领导者，并应确保共享知识和最佳实践。

灌注师应该参与管路的设计和修改、设备采购和库存管理、设备的维护和程序的升级。

转 运 团 队

并非所有机构都具备专业的 ECMO 技术。医疗机构每年至少需要一定量的病例来保持团队专业的锻炼与合理化置机费用。大多数需要 ECMO 支持的患者会被转运到相应的 ECMO 中心，这些患者通常病情不稳定，转运过程中也需要 ECMO 的支持。

不能低估在 ECMO 中心外的非适宜条件下启用 ECMO 的困难程度。

转运团队至少需要一名医师和训练有素的 ECMO 护士。团队必须经过严格训练，具备能在任何配置的车辆上正确使用设备并且顺利工作的能力。

团队的其他成员

其他医师、护士和专职医疗人员均需参与 ECMO 支持患者的管理，尝试着在每个部门寻找一两个对 ECMO 感兴趣的医护人员有一定的好处，他们可以借此提高专业技能。

表 2-1 列出了实施 ECMO 需要的专业人员。外科医师（普外科、心外科、血管外科）、理疗师、心内科医师、微生物学家、营养师、血液科医师、放射科医师和职业治疗师都会参与成人 ECMO 的管理，每个人的专业知识都需要。

基 本 设 备

ECMO 中心必须位于人口密度大的区域，以确保每年都有患者入院，并且提供一定的支持量。这个数字引起了争论，我们估计，如果一个中心每年收治 20 名患者，将可以保持该中心 ECMO 团队的专业性并维持它的支出，收治量和临床结果之间的相互关系在许多临床中心得到认可。

ECMO 中心必须处于交通中枢，通过公路或飞机能快速到达，理想化的中心拥有专属的直升机停机坪。

必要的设施（表 2-3）意味着 ECMO 服务通常位于可实施的三级转诊中心，能够提供全天候的心血管支持以及其他医疗服务，如高级医学影像和专业的微生物学。

ECMO 往往是 ICU 的一部分，但有时也有专门的 ECMO 单元，这些单元专业治疗 ECMO 患者，类似于烧伤单元。

表 2-3　相关临床服务

可在相同地点快速提供的全天候服务	具备气道管理能力的主管医师
	内镜
	放射科：CT、超声、胸部 X 线平片和超声心动图
	可以开胸进行手术，包括心胸和血管手术
	输血
	基本的血液 / 生物检查和急诊检查
	血液滤过和血浆置换
	心血管介入
	理疗

	药房
	医疗工程服务
	信息支持
相互依赖的服务，全天提供；等候时间 30 分钟至 4 小时	血管和非血管介入放射学
	神经外科
	血管外科
	普外科
	肾脏科
	创伤和整形外科
	整形手术
	颌面外科
	耳鼻喉外科
	妇产科
	器官捐献
	急性 / 早期康复治疗
	补充实验室诊断
相互依赖的服务，仅工作日白天提供（周一至周五）	职业治疗
	营养治疗
	言语治疗
	丧亲疏导
	患者联络服务
关联服务，重症监护阶段结束后可提供	当地医院和社区康复服务
	专业康复服务
	重症监护随访
	临床心理学和精神病学
	初级卫生保健
	烧伤治疗
	志愿支持服务

引自：https://www.england.nhs.uk/commissioning/spec-services/npccrg/group-d/d16/

基于相似的技术，成人和儿童 ECMO 治疗在历史上有渊源。我们认为，患者最好能在原发病（呼吸或心脏）的科室得到专业治疗，而不是依赖于所使用的技术。在专业管理新生儿或先天性疾病的儿科 ECMO 单位中，受到当地政府或国家组织的影响，类似疾病成年患者将不能得到相应的治疗。

ECMO 支持患者床位空间的最低标准与 ICU 其他患者相同，必须要有足够的电源（确保在断电时能恢复电力供应）。ECMO 支持患者可能需要更多的电力设备（表 2-4）。除呼吸机气源外，ECMO 通路还需要额外供气。

表 2-4　每一位 ECMO 支持患者需要的电力设备

ECMO 控制台和后台
暖气和 / 或空调
通风设备
生理监测设备
镇静、镇痛或血管活性药物的注射泵
营养泵或其他药物滴注泵
血液滤过或血浆置换机
主动脉球囊反搏
电动床
电动床垫（避免压疮）
计算机临床信息系统
加温装置（暖袋、血液加温器）
升降机和体重秤

续　表

超声设备
电视机、收音机、游戏机和风扇（无叶片）为清醒患者提供舒适和消遣；包括为手机、平板电脑或电脑充电的电源

ECMO 为许多有潜在致命的传染性疾病患者提供支持，因此隔离设施非常重要。ECMO 中心有时不得不接受一群患有同种疾病的患者（如 H1N1 流感或军团菌暴发、爆炸或化学性损伤后的群体伤亡），需具备将患者隔离的能力，团队需要接受个人防护的培训，且医疗设施可被完全隔离。某些医疗中心会对所有新入院需要 ECMO 支持的急性呼吸道疾病患者用个人防护设备进行严格隔离。

患者能随时进入手术室，从 ICU 中也能迅速到达。同样，患者也需要全天候的医学影像设施（如 CT 室、心导管室和心脏电生理实验室）。ECMO 中心应能够简单便捷地使用这些设施，并建立规章制度以尽量减少转运过程中的意外事件，理想情况下各个部门应处于同一栋楼内（不幸的是，这样设计的医院并不多）。

ECMO 设备在非工作状态需安全存放，还需要一定的技术服务支持。重要的是，所有的设备都必须有一个程序来定期维护，同时确保有足够的设备供临床

使用。

对于大多数中心而言，患者来自其他科室，转运过程必须安全到位，应有合适的运输车辆和手推车，以满足转运 ECMO 支持的患者的需求（详见第 10 章）。

组 织 管 理

明确的责任制度和良好的沟通是 ECMO 服务成功的关键。管理患者的多学科团队需要良好的协调。有矛盾的医疗方案必须由管理经验丰富的临床医师进行定夺。例如，普外科医师要求剖腹手术后的患者停止抗凝，或者心外科医师需要通过肺动脉导管调整心输出量。ECMO 团队必须在不同需求之间进行矛盾的协调以及获得风险 / 收益的评判，这种决策有时难执行。

ECMO 的治疗需与其他治疗有内在的关联，并且必须与众多专家合作。对于因心力衰竭而需要 ECMO 支持的患者（详见第 9 章），心内科医师和心外科医师的参与是必不可少的，这些患者可能最后需通过永久性的心室辅助装置或心脏移植来改善病情。对于呼吸衰竭需要 ECMO 支持的患者，需要各专科的医师参与，涵盖的疾病包括肺移植、间质性肺疾病、慢性阻塞性肺疾病、血管炎等。

多学科团队对 ECMO 支持的患者进行系统评估的流程与其他危重患者相同，有必要定期常规举行专门的多学科会议。

由于大多数患者是从其他中心转诊，因此应建立评价体系，以便对这些患者进行分流和治疗。每个中心要有体系来记录患者的详细病情和临床诊治，从而决定是否接受 ECMO 以及治疗的时机。

在这种类型的书中，关于 ECMO 的经济问题经常被忽视，但它越来越重要。ECMO 是一种昂贵的支持手段，它可能被其他专业人士认为是浪费，尤其是当患者在长时间的 ECMO 支持后依然无法避免死亡时。因此，必须收集支持 ECMO 支出的数据。

必须承认，ECMO 对其他患者的治疗产生了影响。因为 ECMO 是资源密集型的设备，使用 ECMO 患者的需求占据了 ICU 设备或 ICU 工作人员，这对其他患者来说是不利的。

临床管理应包括持续的数据收集和分析。与其他指标作比较，如向国际注册中心报告（详见第 15 章），是很重要的。应每隔一段时间对所有转诊的患者进行一次检查（是否入院）。应保存临床事件的记录，并分享经验教训。

所有的协议和指南都应该易于访问并定期更新。

定期的全国性和国际性会议，以及其他从事类似服务的临床医师的同行评审，都有助于提高质量。

理想情况下，研究项目应该到位，包括支持多中心项目、多学科合作或内部复杂的创新项目。应进行合理的资源分配。

接受呼吸系统疾病患者的 ECMO 中心应该是前哨网络的一部分，以便迅速发现新的致命病原体［如军团菌、中东呼吸综合征冠状病毒（MERS-CoV）、H1N1 流感病毒或新出现的病原体］。

本章要点

- ECMO 需要多学科团队的支持，团队成员各自发挥不同的作用，且需要全天候服务。
- ECMO 服务必须是一个更大的服务网络的一部分，只存在于大型医疗中心。
- 大量的转诊人数可以保证 ECMO 治疗的专业性。

（邢顺鹏　皋　源　译）

拓展阅读

[1] ELSO 网站 (https://www.elso.org/) 可以获得权威信息。

[2] 由国家卫生健康署（英格兰）颁布的、用于委任英格兰

地区 ECMO 中心的官方文件，描述了设立 ECMO 中心的要求（所有的中心必须符合英格兰 5 家 ECMO 中心颁布的标准）(https://www.england.nhs.uk/commissioning/spec-services/npc-crg/group-d/d16/)。

[3] Combes A, Brodie D, Bartlett R, *et al*. (2014). Position paper for the organization of extracorporeal membrane oxygenation programs for acute respiratory failure in adult patients. *American Journal of Respiratory and Critical Care Medicine*, 190, 488–496.

第 **3** 章

ECMO 循环

ECMO 的基本原理是使血液通过氧合器进行气体交换。如果血液由泵驱动，泵产生的动力可用于代替部分或全部心脏功能。

当血液经静脉引出并通过静脉回流时，该系统称为静脉-静脉 ECMO（图 3-1）。

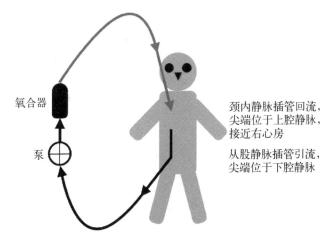

氧合器

泵

颈内静脉插管回流，尖端位于上腔静脉，接近右心房

从股静脉插管引流，尖端位于下腔静脉

图 3-1 静脉-静脉 ECMO 转流，从股静脉插管引流（尖端位于下腔静脉）和颈内静脉插管回流（尖端位于上腔静脉，接近右心房）

　　泵驱动血液通过管路和膜肺，体外氧合后的血液与静脉血液混合，然后正常搏出（即从静脉—右心—肺—左心—全身循环）。如果通过 ECMO 循环的血液比例增加而患者的心输出量保持不变，则流经 ECMO 的血液比例越大，氧含量高的血液可到达右心。如果患者的心输出量增加而 ECMO 的血流量保持不变，那么到达右心的氧含量高的血液比例将会降低。对动脉样本（来自患者）的血气分析得到的是流经 ECMO 血液与患者血液混合的最终结果，此时血液已经通过患者自身的肺部。

　　当血液从静脉引出并通过动脉回流时，该系统称为静脉-动脉 ECMO。回流导管可插入外周动脉（图3-2，图3-3）或主动脉（图3-4）。或者，引流的血液可以来自插入外周静脉的导管，然后通过胸腔将导管插入主动脉（图3-5）。

　　在没有动力泵的情况下，血液将以相反的方向流动，由患者自身的血压驱动。如果动力泵产生的压力高于患者自身，则血液将从静脉流向动脉并绕过心脏。这会将未氧合的静脉血直接注入动脉系统，氧合器对于增加回流血中的氧含量是必不可少的。该系统可以支持循环衰竭（通过泵提供动力）或呼吸衰竭（通过提供所需的气体交换），或者同时支持循环和呼吸衰

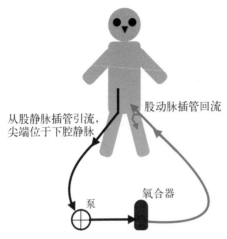

图 3-2　静脉-动脉 ECMO 转流，从股静脉插管引流（尖端位于下腔静脉）和股动脉插管回流

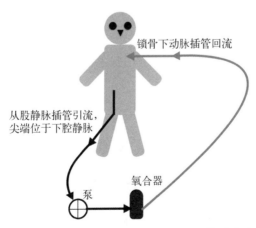

图 3-3　静脉-动脉 ECMO 转流，从股静脉插管引流（尖端位于下腔静脉）和锁骨下动脉插管回流

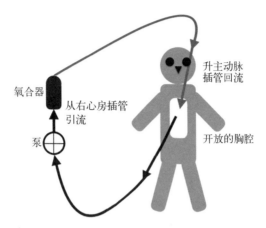

图 3-4 静脉-动脉 ECMO 转流，从右心房插管引流，通过开放的胸腔在主动脉插管回流

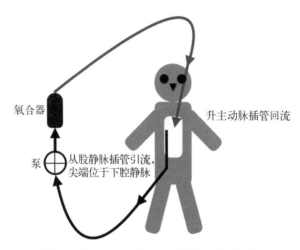

图 3-5 静脉-动脉 ECMO 转流，从股静脉插管引流（尖端位于下腔静脉），通过开放的胸腔在主动脉插管回流

竭。值得注意的是，ECMO 系统可以按正常循环泵送血液（回流导管插入升主动脉，图 3-4）或按与正常循环相反的方式泵送血液（回流导管插入股动脉，图 3-2）。

来自患者心房的样本血气分析可能引起误解，因为采样的血液可能仅来自 ECMO 循环，或仅来自患者自身的循环，或两者兼而有之。

基于这两种基本方法，引流和回流血管有多种组合，包括同时从动脉和静脉引流。不同的组合方式将决定提供的支持，因此有心脏 ECMO、呼吸 ECMO、静脉 - 静脉 ECMO、静脉 - 动脉 ECMO、静脉 - 静脉 - 动脉 ECMO 等众多混合（或令人混淆）的术语。我们更倾向于提供某种类型的支持，而不是提供某种类型的 ECMO，即在支持心肺时使用心脏 ECMO，在支持气体交换时使用呼吸 ECMO。

图 3-6、图 3-7、图 3-8 和图 3-9 展示了各种类型的组合。

在没有泵的情况下，静脉 - 动脉途径将变为由患者自身血压驱动血液经过氧合器的动脉 - 静脉途径，这相当于引入一个新的血管床，血液的一部分被分流（血液将被泵入肝脏、肾脏、肠道、皮肤和 ECMO 回路）。气体交换在氧合器中进行。

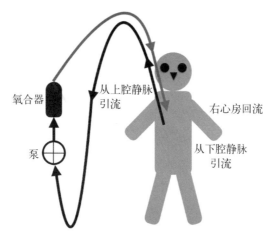

图 3-6　静脉-静脉 ECMO 转流，从颈静脉插入双腔插管引流，
　　　　 血从上腔静脉和下腔静脉引流并通过右心房回流

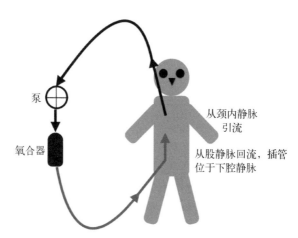

图 3-7　静脉-静脉 ECMO 转流，从颈静脉插管引流，股静脉
　　　　 插管回流（尖端位于上腔静脉，接近右心房）

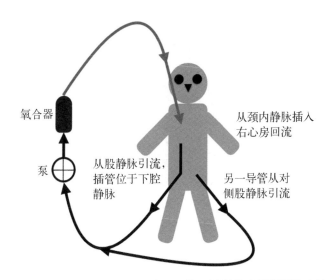

氧合器

泵

从颈内静脉插入
右心房回流

从股静脉引流，
插管位于下腔
静脉

另一导管从对
侧股静脉引流

图 3-8　静脉-静脉 **ECMO** 转流，从双侧股静脉插管引流（长
　　　　导管尖端位于下腔静脉，短导管尖端位于髂静脉），从
　　　　颈内静脉回流（尖端位于上腔静脉，接近右心房）

　　在通路管道方面，静脉-静脉 ECMO 和静脉-动脉
ECMO 是相同的，将在相关章节中进一步阐述。第 13
章讨论了动脉-静脉回路。

　　ECMO 循环的主要组成部分包括插管（详见第 6
章）、管道、血泵、氧合器和热交换器（本章中都将讨
论）。图 3-10 是循环通路的示意图。

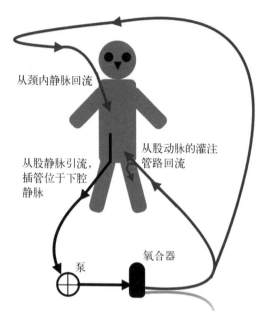

从颈内静脉回流

从股动脉的灌注管路回流

从股静脉引流，插管位于下腔静脉

氧合器

泵

图 3-9 静脉-静脉-动脉 ECMO 转流，从股静脉插管引流（导管尖端位于下腔静脉），从股动脉和颈内静脉回流

ECMO 通路的组件（除插管外）

管道

包括连接 ECMO 通路的各种元件的管道。血液流过管道，并与其他组件相连接，如套管和氧合器。ECMO 中心的管道配置可能有些许差别，但基本原理是相似的。

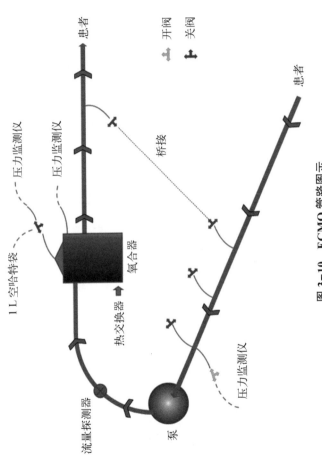

图 3-10　ECMO 管路图示

整个管道是透明的，临床医师可以观察血液颜色并发现血栓。管道应尽可能短，但需要足够的长度，以免妨碍患者的活动。较短的管道可减少灌注体积，减少血液暴露于异物表面和热量损失。患者的活动包括被动运动（如做 CT 检查）或主动运动（如固定踏车上的患者）。管路的长度允许修改但这十分危险，因为切割管道会导致空气进入、失血、血栓形成或感染，以及随后的电路断开。

大多数管道由聚氯乙烯制成。管道表面通常涂有肝素，以提高生物相容性，降低血液暴露于异物时血栓形成的风险和系统的炎症反应。人们正在寻找更具生物相容性的材料，并且正在测试不同类型的涂层。

按照惯例，为了保证血液的流动性，成人管的内径为 3/8 in（1 in ≈ 2.54 cm）。

这些管道有侧面端口（图 3-11），以便进行血液采样或连接其他管路，如连续肾脏替代治疗。侧端口也可用于输注药物或补液。

连接和分流的区域容易造成血液涡流，增加了溶血和血栓形成风险。

ECMO 通路的动脉侧（回流或泵后）的高压限制了此侧端口的使用，如果意外开启会导致血液迅速地丢失。

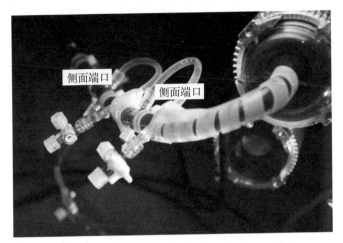

图 3-11 通过侧面端孔与 ECMO 环路连接图示

在静脉侧产生的负压（由泵产生的负压使血液从患者处流出）意味着当接通该端口时，空气可能被夹带到回路中。空气可能导致泵的故障甚至进入患者体内，需要明确指导和谨慎处理这些接口。应该规范流程以防止空气意外进入，工作人员需要接受培训，以应对这些情况（反复练习，以便在极少数情况下做好准备）。

静脉和动脉之间的桥接（图 3-12）允许 ECMO 回路内的血液再循环（注意：许多临床医师最初错误地认为血液循环是通过患者的）。

理论上，桥接可以在患者从 ECMO 断开期间使用，以此保持通过氧合器的高血流量。但这是一项危

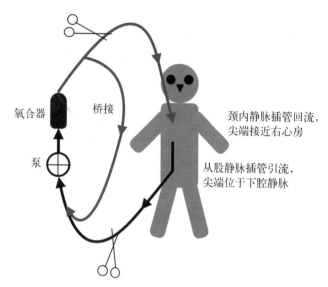

氧合器

桥接

颈内静脉插管回流，
尖端接近右心房

泵

从股静脉插管引流，
尖端位于下腔静脉

图 3-12 桥接配置允许血流在 ECMO 回路中再循环而不进入患者

险的操作，因为回路中的某些部件（如套管）的血流量会降低，会导致血栓的形成。桥接可以用来回收血液，同时去除其中的空气，在空气突然进入系统时，这种方法可以挽救生命。不使用时，桥接内应填充灌注液，不留有淤滞的血液。

机械泵

ECMO 回路中血液的流动由机械泵驱动。离心泵目前优于滚压泵，能够减少溶血并且对抗凝的要求更低，本书仅阐述离心泵。

离心泵通过快速旋转的叶轮产生涡流来运行，叶轮磁悬浮或在小轴上旋转（图 3-13），磁悬浮离心泵不需要叶轮和泵壳之间的直接接触，减少了细胞碎片和热量的产生，降低了溶血和血栓形成的风险，并且较少发生机械故障。

如果没有产生血流，叶轮的能量可以通过热能消散，但通常会转化为动能。泵之前的回路产生负压，从患者体内引流血液，经过离心泵的旋转，在回流的通路中产生正压。

离心泵具有预负荷依赖性和后负荷敏感性，这意味着叶轮的转速不是血液流速的唯一决定因素。通路堵塞后，机械泵仍会旋转，如果堵塞发生在泵后，叶轮将继续旋转但压力会增加。

如果患者有低血容量或者存在阻止血流进入泵的因素（如由张力性气胸导致的回心血量减少或套管/管道扭结），泵的预负荷将降低。由于中断发生在泵前，泵将继续旋转，但因为没有血流的吸入，来自叶轮的能量将通过热能而不是动能消散。

如果泵后的流动阻力增加，泵的后负荷将增加，这种情况发生在泵和患者之间，如回流套管/管道中有血栓形成或者发生扭结，或氧合器中有血栓积聚。在

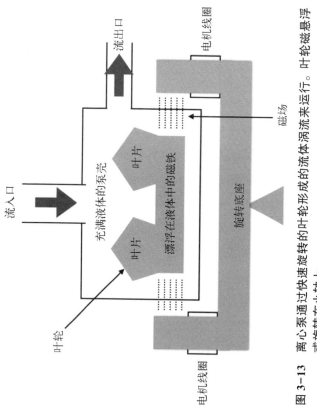

图 3-13 离心泵通过快速旋转的叶轮形成的流体涡流来运行。叶轮磁悬浮或旋转在小轴上

静脉-动脉 ECMO 下，当插管末端与自身血流不是相同方向时，患者自身血压的增加会增加后负荷，而这反过来会减少血流，即使叶轮仍以相同的速度旋转。

因此，套管的选择（详见第 6 章）会影响泵的流量，因为套管的长度和直径生成流动阻力。在所有回路中，引流管应始终比回流管粗，以最大化潜在的流量。

必须使用超声连续监测通过离心泵驱动的血流量，如果泵速保持恒定，血流量将取决于泵前后的阻力。

带离心泵的 ECMO 循环通路完全畅通，这意味着从一端到另一端的连续性，没有单向阀。一旦泵停止运行，血液可能停滞（静脉-静脉 ECMO）或反向流动（静脉-动脉 ECMO，因动脉压力高于静脉压力，驱动血液反流），这可能对静脉-动脉 ECMO 造成灾难性后果。因此，泵在静脉-动脉 ECMO 通路中产生的驱动力必须比患者自身平均动脉压更高。

氧合器

氧合器内发生气体交换（图 3-14）。它通常被称为人工肺，但所有有经验的医师都会知道肺部的作用远不只是交换气体，而氧合器仅是气体交换界面。早期的氧合器用于混合血液和气泡，现已证明膜式氧合

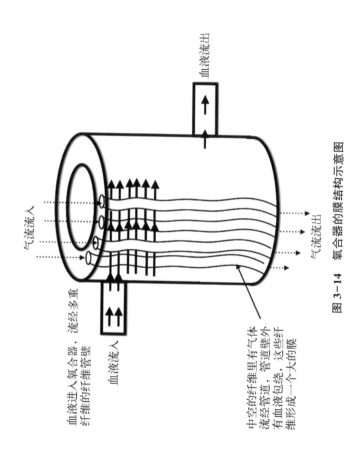

血液进入氧合器，流经多重纤维的纤维管壁

气流流入

血液流入

中空的纤维里有气体流经管道，管道壁外有血液包绕，这些纤维形成一个大的膜

气流流出

血液流出

氧合器的膜结构示意图

图 3-14

器更安全有效（血液和气体被膜隔开，只允许气体通过）。

目前的氧合器基于多个中空纤维产生的通道，最常用的材料是聚甲基戊烯纤维。这些纤维具有更好的耐久性并且很少引起溶血。血浆渗漏的发生率也很低。当血液被泵送到氧合器时，气体流过中空纤维的内部，O_2 和 CO_2 在纤维壁（聚甲基戊烯）上发生交换。

氧合器由一个盒子包绕，纤维浸没在里面，血液流过这个盒子，气体通过纤维发生气体交换。整个装置被包裹在热交换器中以便进行温度调节。

空氧混合器中，气体流量计可以进行滴定以调节气体流量。

在氧合器中，O_2 的交换取决于：① 膜的表面积；② 气体中 O_2 的浓度；③ 血液与膜接触的时间。中空纤维显著增加了接触表面积，这已不是当前成人氧合器的限制因素了。事实上，增加血流量会提高与纤维接触的表面积，使其最大化（较高的血流量意味着更高的氧含量）。表面积增加带来的影响大于在氧合器中血液流动加快引起的交换减少（血流快，通过膜的时间减少，则气体交换时间减少）。假如所有的纤维都可以被使用，减少血流量就可能会增加氧合，使血液完全饱和，但这种情况永远不会在临床上出现（如果在临床上能说"永远不会"的话）。

如果所有纤维已接触血液，或者由于微量血栓的存在，太多纤维失去作用，则第二个氧合器将增加接触表面积并改善 O_2 的输送（图 3-15）。增加并联氧合器的作用是有争议的，因为现代氧合器的构建方式已经最大限度地利用 3/8 in 管道可达到的流量，在实践中，当其他方法都失败时，第二个氧合器才被考虑使用。关键的好处是它可以加强保障，如果一个氧合器失效，另一个氧合器可以起到备用作用。风险是通路

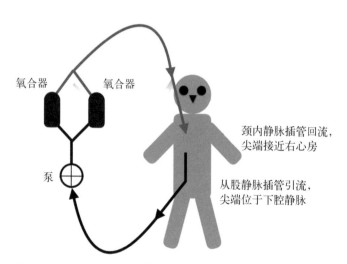

氧合器　　　氧合器

颈内静脉插管回流，
尖端接近右心房

从股静脉插管引流，
尖端位于下腔静脉

泵

图 3-15　在 ECMO 通路中插入第二个氧合器，以增加整个膜表面积。重要的是血流需要保持足够高的速度以避免血栓在纤维中积聚

中连接器数量增加，并需要确保在管路中有足够高的
血流量，以防止血栓形成。

只要气体中的 CO_2 浓度低于血液中的 CO_2 浓度，
CO_2 就会迅速从血液弥散到气体中。这意味着 CO_2 清
除率主要取决于气体流量。如果气体流量高，则气体
中 CO_2 浓度总是比血液中 CO_2 浓度低，保持扩散梯
度。所有溶解的 CO_2 可以在 ECMO 通路中迅速清除，
并且很容易与生理性 CO_2 的产生相匹配。

氧合器内的冷凝水会降低效率，需要定期用高流
量气流冲洗氧合器以去除积聚的水分。

热交换器

热交换器（变温水箱）对于保持患者体温至关重
要。各种系统都有热交换器，但大多数系统基于氧合
器或管道周围的循环温水。

这些回路中循环的水可能被各种微生物污染，虽
然不与血液接触，但这些微生物可以释放到空气中，
并可能对患者、工作人员和家属构成危胁。热交换器
的净化程序不可被忽视。

一个已被认识到的并发症是热交换器障碍（大约
2% 的发生率）。这常常未被及时识别，因为其经常被
错误地认为是患者的整体状况所致。

热交换器允许将温度控制在较小的指定范围内，如心搏骤停后所需的范围。

热交换器也可以冷却患者体温以降低总代谢，减少 O_2 的消耗和 CO_2 的产生。

管 路 监 测

管路监测的主要目的是防止并发症。需要在运行过程中监测的各项指标如下（表 3-1）。

表 3-1　静脉-静脉 ECMO 运行中需要监测和评价的指标

测量、评估	意　　义
通过 ECMO 的血流量（L/min），使用超声流量仪监测	动脉氧合的主要决定因素，流量下降需要紧急干预
机械泵转速（RPM/min）	调整至目标流速，是机械故障的指示
气体流量（L/min），氧浓度	影响 CO_2 清除率和氧合的重要因素
跨膜压（膜前与膜后的差异）（mmHg）	跨膜压增加可能提示氧合器故障
若患者未达到目标氧分压，需要测量膜后的氧饱和度	膜后氧饱和度低于 100% 提示氧合器故障
血浆游离血红蛋白（必要时）	评估血管内溶血的程度

续　表

测量、评估	意　义
床旁抗凝试验（如活化凝血时间、血栓弹力图）	滴定肝素用量，指导血制品用量
水箱温度（加温通过氧合器的血液）	调整血液温度至理想水平
检查回路、氧合器和插管处	了解有无血栓、纤维素沉积、空气、机械故障、感染和脱管

监测通路的同时必须观察患者情况。监测可以进行故障排除、预防问题并了解患者疾病的进展。可以测量通路中的各种压力和流量，但更重要的是对患者进行查体（或者更直观地进行视诊）。第 4 章讨论了对其他参数和对患者的监测。

压力监测

ECMO 中有三个位置可以测量压力，如图 3-16所示。

在泵后和氧合器之前可测量膜前压力。当下游阻力增加，此处压力将会增加，例如，氧合器中有血栓形成或者引流管被堵塞。在氧合器之后可测量膜后压力，如果在回流的管道中发生任何阻塞，此处压力都将会增加。

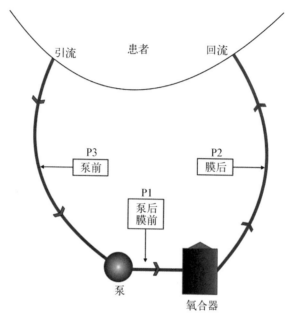

图 3-16　在 ECMO 通路的不同位置监测压力：泵后膜前
（P1）、膜后（P2）和泵前（P3）

　　泵前的压力在机械泵前的管道处测量，为负值，因为泵提供负压以便从患者处引流血液，负压增大意味着需要更大的压力使血液流出，理想情况下，此处压力约为−60 mmHg。比−100 mmHg 更大的值会增加红细胞的损伤，导致游离血红蛋白的释放。泵前测量压力存在使空气进入循环的风险，因此一些中心已不再测量这种压力；然而，它是患者血管内容量状态和潜在血液破坏的临床指标。当进行此测量时，不可因吸力过大而导致引流管的静脉塌陷，不应出现引流管管道抖动的现象。一些系统（如 CardioHelp/HLS; Maquet）在一体化通路中具有整体负压监测的功能（详见本章 ECMO 通路选择）。

膜前与膜后的压力差称为跨膜压。跨膜压的增加表明氧合器中有堵塞，通常是由于血栓形成。应定期观察变化趋势，结合膜后血气测量，发现潜在的氧合器故障。

血气分析

间断或连续测量通路中的血气可以监测氧合器的功能，膜后动脉血氧分压的降低通常意味着氧合器的故障，有时伴有跨膜压的增加（图 3-17）。膜前血氧分压的测量可以指导增加静脉血氧饱和度，测量膜前、膜后动脉血中的 CO_2 分压（$PaCO_2$）可以很好地提示氧合器的通气性能。

血气取样点处的压力可能非常高，因此需要小心取样，可以避免血液损失过多。为了结果的可靠性和可比性，从管路中获得的血气需用纯氧氧合。

更换氧合器的程序相对简单，包括断开连接管，由灌注师或 ECMO 专家在无菌条件下进行更换。更换

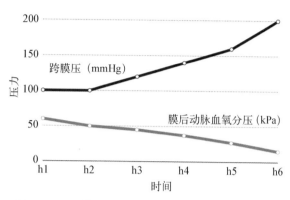

图 3-17 跨膜压的变化和氧合器故障时的氧合作用

氧合器应按照计划执行而不是在紧急情况下执行，因此预测氧合器故障至关重要。

除了血气分析之外，还可以分析影响通路管理的其他血液成分。包括评估抗凝（详见第 7 章）或血液降解产物。游离血红蛋白的水平是反映通路压力良好的指标，并且随着血流量的降低而降低。当引流压力负值增大时，通常会看到更高水平的游离血红蛋白。

流量

通过泵和患者之间的超声流量仪连续监测回路中的血流量。

当通路中包含多个回流管道时，应分别测量并记录每个管道的流量（图 3-18）。任何管道的流量不应

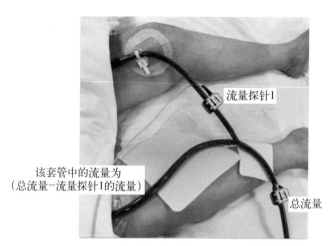

流量探针1

该套管中的流量为
（总流量−流量探针1的流量）

总流量

图 3-18　ECMO 通路带有两个引流插管和一个回流插管。放
置流量探针可以测量每个管道中的流量

低于 1.5 L/min（提倡至少为 2 L/min，通常流量不低于
2.5 L/min）。流量低会导致血液停滞和血栓形成。

　　在配置有多个插管的情况下，适当简化通路可以
降低流量（最好减少插管，而不是保持高流量导致血
液破坏。即使在 ECMO 运行时，也可以轻松取出静脉
插管，详见第 6 章）。

　　低流量警报可能是由泵的前负荷过低（没有足够
的血液被引出，例如由大出血导致某个引流套管上方
的静脉塌陷，或强烈的炎症反应导致血浆外渗）、泵后
负荷过高（患者高血压、回流管路扭曲、氧合器中有

血栓）或泵故障（空气进入泵中）造成的，也可能仅仅是由于泵设置不正确且转速过低。另一个原因是警报设置与所需的血流量不匹配。

临床检查

不应低估对通路和所有部件的完整性进行定期、有条理的目视检查。

使用氧合器时，引流管和回流管中的血液颜色应该不同。

连接通气管，气体流量计显示正确的流速。热交换器的温度应按照要求设置。

护士应每小时用手电筒检查一次管道和氧合器，第一时间发现血栓。

定期目视检查可以防止管路扭曲或损坏。

确保管路所有连接的完整性可以挽救生命，定期仔细检查所有缝合线可以防止套管的脱落。

定期仔细检查所有缝线可以防止插管位置移位（图 3-19）。

在任何警报响起之前，离心泵中独特的声音都可能触发紧急干预。

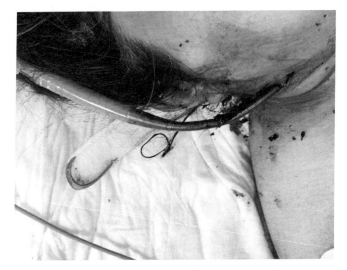

图 3-19　静脉插管的突然移位可导致血栓形成

ECMO 通路选择

　　由于通路设计的改进，ECMO 的使用有所增加。完全集成系统的出现使培训和监控更加容易。更简便的系统有助于患者的运输和早期活动（图 3-20）。

　　所有通路都提供相同的功能，因此选择应基于成本和培训要求。完全集成的系统非常适用于 ECMO 使用率低或人员流动率高的单位。定制系统（图 3-21）适用于治疗病情复杂患者的单位或需要更多功能来支

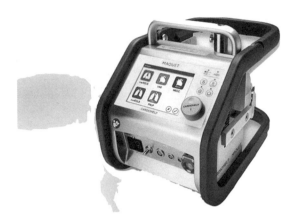

图 3-20 完全集成回路现已上市

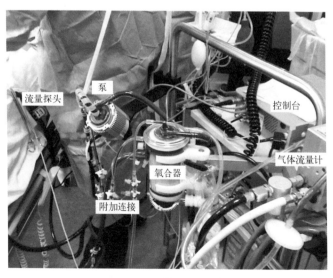

图 3-21 ECMO 定制系统

持的复杂类型。这些定制系统允许在 ECMO 通路中加入第二个氧合器和其他装置。部分泵可用作心室辅助装置，大多数定制系统都有极好的安全性和使用寿命。

ECMO 通路维修

需要制订严格的维护计划，以确保泵和其他部件处于良好的工作状态，并且需要足够的管道、连接器和氧合器。

只要在严格的无菌条件下，ECMO 通路在使用前可以用晶体液预充，并且能够在安全区域内保存数周，一旦发生突然的机械故障，可立即使用已预充的ECMO，这样的好处是显而易见的。

故障不常见（备用设备必须是可用的，因为即使完善维护的设备也可能发生机械故障）。定制系统有更大的灵活性，因为它只需要更换损坏的部件（通常是泵）即可。

本章要点

- ECMO 管路应尽可能简单。
- 现代离心泵在大多数系统中被使用，它依赖于前负荷且对后负荷敏感。

● 管路的压力和流量监测是至关重要的。

● 目视检查对确保通路的完整性十分重要。

（邢顺鹏　皋　源　译）

拓展阅读

[1] Papworth Hospital ECMO Course
(http://www.papworthecmo.com).

[2] Lequier L, Horton SB, McMullan DM, Bartlett RH. (2013).
Extracorporeal membrane oxygenation circuitry. *Pediatric
Critical Care Medicine*, 14, S7–S12.

第4章

ECMO 支持患者的监护

一 般 原 则

需要进行 ECMO 治疗的患者必须在密切监护的环境下进行管理。除了对特殊参数进行监护以外，循环状态、标准的 ICU 持续监护是常规使用的。

由受过良好培训的护士进行观察至关重要，这些观察应该包括患者和循环状态。预见潜在的问题是很重要的；为避免灾难性后果，还要具备对突发事件做出迅速反应的能力。

标准的监护包括持续心电监护和血氧饱和度、有创动静脉压力、体温、呼吸频率以及呼气末二氧化碳分压监测，但并不局限于这些指标，这些指标要定时常规记录。每小时记录项目包括液体摄入量及排出量，需要计算患者整体的液体平衡情况，而循环数据同样需要记录。

未接受 ECMO 治疗的患者也需要以同样的方式进行有创性血管内压力监测。值得注意的是，由于高负压存在，留置静脉导管都可能导致空气进入 ECMO 血液循环中。与压力监测相关的套管的位置也可能影响压力的读数，如果压力监测套管与留置导管位置相近，压力监测值会错误地升高，或者由紧邻引流套管的负压造成压力监测值过低。

许多有创的监护设备（主要用于评估心输出量，获得肺水量等参数）在 ECMO 患者的治疗中的作用还没有得到验证，所以在应用时要十分慎重。至今，这些监护设备在特殊情况下的作用仍未得到验证，而 ECMO 不仅是极端情况下应用的设备，其还导致了一种全新的生理状态。

ECMO 治疗过程中，如果有临床指征，需要定期进行动脉血气分析。

胸腹部 X 线平片检查是评估导管部位（或者肺损伤方面）及进行肺复张的有效手段。

床旁超声（尤其是超声心动图）是一项有用的监测手段，但仅可间断地进行监测，而不能持续监测。

神经系统监测也是常用技术，但监测结果可能难以解释，记录下来的信号有可能受到血氧饱和度及区域血流量的影响。ECMO 和药物也可能影响局部脑血流分布，这可能影响信号的解释结果。一些特殊设备，如近红外光谱，仅可监测脑部很少方面的变化，而无法对大脑整体的改变进行监测。此外，数值的正常范围尚未被确定。经颅多普勒超声在患者治疗管理及结局中所起的作用尚未知。

即便是按照标准化的临床流程，临床医师仍然需要小心翼翼地解释在 ECMO 治疗中出现的所有临床改变。对于静脉-静脉 ECMO 或者静脉-动脉 ECMO，下文将有详细介绍。

动脉末梢灌注及静脉回流均受到 ECMO 导管影响。最常见的是由动脉插管导致肢体远端缺血，因此增加了再灌注管路的应用。如果静脉回流功能受损，可导致水肿的发生。由于这一现象的结果是灾难性的（当颈内静脉血液回流障碍时，血液缺乏分支回流，甚至可发生脑组织水肿），所以需要认真观察。

静脉-静脉 ECMO 支持患者的监护

对于接受静脉-静脉 ECMO 治疗的患者，血液的引出及流入都在静脉循环中进行。这样导致的结果是与正常情况相比，进入肺循环血液的氧分压升高、二氧化碳分压下降。经 ECMO 氧合血液与未流经 ECMO 管路的血液混合，最终回流入心脏的静脉血成分取决于经 ECMO 循环及自体循环血液的混合情况。

这意味着，患者更高的心输出量可增加混合血中未经 ECMO 循环血液的比例。然而，更高的 ECMO 循环血流量可增加混合血中经 ECMO 循环血液的比例。这可部分解释为什么更高的 ECMO 循环血流量可带来更好的氧合结果。

最终混合血中更高的氧含量可影响低氧血管收缩（但是影响的程度还不是很清楚，特别是在使用血管扩张药物的危重患者）。

患者血氧容量大小受 ECMO 循环和患者自身血管床回流血流影响。

患者通气及血流灌注的改变可影响呼气末二氧化碳分压。

对于静脉-静脉 ECMO 治疗，主要采取一系列监测手段来观察肺的恢复情况，确保肺未进一步损伤。

当使用以静脉注射为检测手段的监测技术时，需要注意 ECMO 抽吸静脉血液可能会影响任何源自热稀释法系统的结果，需要引起特别注意。

同样，在进行增强 CT 扫描期间，需要注意对比剂的分布与清除会受到一定的影响，可能存在一定程度的对比剂被重吸收到 ECMO 循环中（延迟吸收）的现象。

对于静脉-静脉 ECMO，ECMO 循环环路中被氧合血液的再循环是一个关键问题。这发生于抽血及回输管路互相太靠近时，或者经 ECMO 氧合的血液优先被抽吸入 ECMO 循环中而不是进入右心循环中时。由于这部分血液富含氧气且缺乏二氧化碳，因此，会出现 ECMO 的工作效率下降，这样一来，ECMO 实际的治疗效果就会打折扣。ECMO 支持治疗期间患者生理状态的改变可能增加或减少重复循环的血流量。在观察管路中血液的颜色时，可以发现管路中血液的颜色发生明显的改变，但更灵敏的是在血液经 ECMO 氧合前检测动脉血氧分压水平。根据患者自己的氧气摄入情况及其他生理改变，这一检测的价值不尽相同，因此有些时候难以被采用。对再循环的确认常需要对套管进行仔细调整。再循环见图 4-1 和图 4-2。

静脉-动脉 ECMO 支持患者的监护

对于静脉-动脉 ECMO，血液自静脉系统被抽吸出，经氧合后回输入动脉循环中。其结果就是进入全身循环中动脉血的氧分压升高及二氧化碳分压降低。

静脉-动脉 ECMO 治疗绕过肺循环，肺静脉中无血流的风险高，这可能导致血栓发生。由于左心室缺乏射血（心功能不全以及由 ECMO 产生的压力使心脏

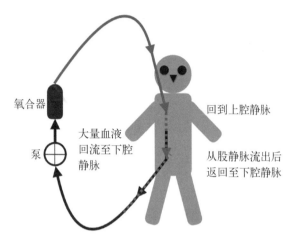

氧合器

大量血液
回流至下腔
静脉

泵

回到上腔静脉

从股静脉流出后
返回至下腔静脉

图 4-1 静脉-静脉 ECMO 治疗中，患者再循环说明。经 ECMO
氧合的血液返回患者体内时立即被吸入 ECMO 循环中

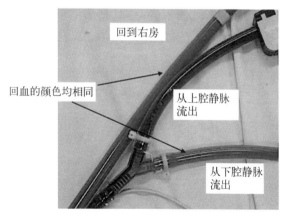

回到右房

回血的颜色均相同

从上腔静脉
流出

从下腔静脉
流出

图 4-2 在有 2 个回流套管的系统中，很明显，其中一个回流
套管中血流颜色与返回患者体内血流颜色相同，提示
再循环存在

后负荷增加时经常发生）、心室腔膨胀，血栓可能形成。因此，确保有持续的血流通过肺以及心室腔无血流停滞是重要的。必须确保主动脉瓣是开放的，这点可经压力波形观察。使用肺动脉导管也可持续监测肺血流。压力波形的改变可反映患者多方面病情的变化，因此必须详细地进行记录和分析。动脉压力波形的改变原因在表 4-1 中列出。

表 4-1　静脉–动脉 ECMO 患者治疗中动脉压力波形改变的可能原因

动脉搏动减少	血泵流速增加
	心脏收缩力下降
	心包积液
	低血容量
	气胸
	主动脉瓣膜血栓形成
动脉搏动增加	血泵流速减少
	心脏收缩力增加

　　如果患者自身的心脏仍可以泵血进入自身体循环系统，那么存在于心肺循环中的血液将与通过 ECMO 循环氧合的血液进行混合。经自身体循环的血液或多或少可被氧合，且血液中的二氧化碳也或多或少被清除，这取决于肺自身的情况。经自身体循环及 ECMO 循环流经的血液将会混合，但这一过程也受许多生理

因素影响。

如果患者心输出量增加但肺不能正常工作，乏氧血在混合血中的比例可增加（假设经 ECMO 循环的血流保持不变，尽管通常情况并非如此。如果 ECMO 血泵能量没有增加，由于更好的心脏功能可增加循环系统的压力，反过来可降低 ECMO 血流量）。

血流分布表现出一些部位会得到富氧血但其他部位只能得到乏氧血，患者可表现出较好的氧合情况，但心电图呈缺血性表现。当血液存在于心肺循环中，进入冠状动脉的血液没有被充分氧合，而经 ECMO 氧合的血液分布到除了冠状动脉以外的所有其他血管床时，上述情况便可发生。当部分循环由乏氧血供应而其余的由经 ECMO 循环的富氧血供应时，患者可表现出两种肤色（被称作"花斑眼镜蛇综合征"）。例如，患者接受经外周循环静脉-动脉 ECMO 治疗，被 ECMO 氧合的血液回流入股动脉时，此种表现即可发生。此时，经 ECMO 循环的血液分布于身体较低部位，而经自体心脏循环的血液分布于较高部位。在一些情况下，可观察到两者之间的分界线。从身体不同部位抽得动脉血液的血氧分压结果也会不一样。需要注意的是，在静脉-动脉环路中中断气体交换（永远不能进行的行为）将会导致射出血液中的氧含量非常低，可发现患者可能出现可逆性的 Harlequin 综合征（或称"阴阳人"）。

对于静脉-动脉 ECMO，静脉血氧饱和度与氧摄取有关（受动脉循环中氧含量影响）。静脉血氧饱和度可被测定和监测，但临床医师需要明白，这一监测的价值可能会受多种变量的影响［混合血静脉氧饱和度（SvO_2）经常受多种变量影响，即使对未接受 ECMO 治疗的患者亦如此］，结果必须仔细加以讨论。

静脉-动脉 ECMO 绕过心肺循环形成旁路，这可影响肺血流及肺动脉压力。相应地，呼气末二氧化碳分压会受流经肺的血流量以及血流流经肺的部位（肺有无通气的部位）影响。建议对于抗凝患者需要给予高度关注，可以监测肺毛细血管楔压。尽管肺毛细血管及心脏内血流变化可能影响监测压力的准确性，但观察其总体趋势是有用的。

对于静脉-动脉 ECMO，不存在经过 ECMO 氧合血液的再循环问题。

尽管超声心动图在心脏复苏中仅可提供间断性的监测，但是超声的确是有用的监测手段。反复经食管超声检测可导致组织创伤，所以建议给予无创的经胸超声检测。虽然超声学的多种指标可被测量，最有用的仍然是对于心功能的客观评估和瓣膜开放情况的可视化动态监测。由于静脉-动脉 ECMO 患者无动脉搏动，不能采用无创性血压监测技术。在这些病例中，血压计和多普勒超声可用于探测血流。

本章要点

- 对于接受 ECMO 治疗的患者的监护条件至少要和所有其他入住 ICU 的患者一样。
- 静脉-动脉 ECMO 对于标准监测正常值的影响是很复杂的。
- 进行 ECMO 治疗时，没有可靠的方法监测心输出量。
- 神经系统监测对于接受 ECMO 治疗的患者不是必需的。

（朱云楼　王　胜　译）

拓展阅读

Chung M, Shiloh AL, Carlese A. (2014). Monitoring of the adult patient on venoarterial extracorporeal membrane oxygenation. *Scientific World Journal*, 2014, 393258.

第**5**章

病例选择

引 言

ECMO 是一种能够争取时间的支持方式。在此期间，患者可以得到治疗。如果患者逐渐恢复，那么 ECMO 就搭建了康复的桥梁。如果治疗失败，或者没有有效的治疗措施，或者恢复不如预期，ECMO 则提供了进一步治疗或支持的机会。心力衰竭患者可以由此赢得过渡到使用其他装置或者心脏移植的机会，而呼吸衰竭患者仅能过渡到肺移植，因为长期生命支持设备仍不存在。

选择最终能够从 ECMO 中获益的患者是十分重要的，如果选择的是那些不能最终恢复，或者所患疾病没有进一步治疗手段的患者，将会给患者造成极大痛苦。患者将需要在监护室度过相当长的时间，然而并没有恢复的希望。医务人员则会因为不得不持续照料毫无希望的患者而士气低落，管理层则会质疑高额医疗费用和不良结局产生的矛盾。

令人痛心的是，许多患者考虑使用 ECMO 时，已经为时已晚。ECMO 并不是神器，很多时候并不能起死回生。由于缺乏充分证据和广泛认可的标准，临床医师通常只能依赖于专家和临床经验，即便选择了适应证合格的患者，ECMO 也仍有可能导致患者死亡，或者给患者造成严重的伤害。由于没有确切的参考标准，即使是优秀的临床医师也始终会感觉如履薄冰，也会不断追问起始时间是不是真的正确？鉴于诸多因素，最终是否进行 ECMO 的决定往往需要由一个多人组成的团队来做出。

呼吸系统疾病

医师在评估一个急性重症呼吸衰竭的患者时，往往要面对多方面的因素，如急性感染（军团菌肺炎、H1N1 流感病毒性肺炎），或者哮喘状态。潜在的呼吸系统问题能够导致预后不良，但是这点并不是那么容易预测的。轻度肺气肿的患者患了流感后，也许能够在数天后完全康复，但有时也会因为病情加重而被迫长时间地使用呼吸机。在决定是否采取措施的时候，需要考虑到患者既往或者新出现的并发症。然而，正是不断取得的一些进展以及敢于挑战常规临床经验的医师，促使医学不断发展。在很多情况下，在主要的诊断仍不清楚的时候就要面临生死抉择，而且不可避免的是一些情况看似能够逆转，但最终却无法逆转。对此，家属、亲戚还有医疗团队都要相应地制订计划。

可逆性

至今仍没有合适的评分系统，可以用来评估急性重度呼吸衰竭患者的恢复程度。急性感染导致的肺炎患者，在早期使用抗生素和 / 或抗病毒药物后，基本可以痊愈。同样，过敏导致的哮喘患者，移除致敏原后也能恢复。免疫源性急性血管炎或者浸润性疾病，如果诊断及时，并且采取相应治疗，最终也能康复。

免疫抑制的患者往往不能去除导致衰竭的病因，即使使用 ECMO 也无法改变疾病过程。免疫系统的评估是相当困难的，临床医师也时常面临争取宝贵的时间来治病救人的意愿和潜在巨大风险的两难抉择。移植中心时常报道急性排异反应能够逆转，这说明 ECMO 在免疫抑制患者的治疗上也是行之有效的，但这个治疗过程对医师准确进行临床决策水平的要求很高，对此类患者的治疗要根据病情不断调整，在控制感染扩散和使用免疫抑制药物导致感染之间认真地进行平衡。

免疫缺陷病毒感染导致的急性呼吸衰竭患者，同样需要引起注意。CD4 细胞计数可以帮助预测预后，但这也不是绝对的。但是，如果是获得性免疫缺陷性疾病患者（如 AIDS，4 期），他们的免疫系统功能往往无法逆转，疾病将持续发展。

许多肺部疾病也是不可逆的，包括肺纤维化、肺气肿、囊性纤维化和慢性阻塞性肺疾病。但是急性感染的患者，如果经过 ECMO 的支持治疗，患者情况能够达到基础水平，或者轻度恶化，那总体病情还是有可能逆转的。临床医师需要评估所谓"轻度恶化"的影响，以及慎重评估良好与不良预后的问题。

特殊注意事项

ECMO 医师迫切希望有定义清晰的患者选择标准。某些试验中罗列了一些选择标准（如 CESAR 试验，见表 5-1），目前也在很多中心使用，如英国国家呼吸ECMO 医疗中心。由于临床医师时常面对之前还算健康的患者，同时受到先前研究的鼓动，这些标准执行起来并不是十分严格。

虽然年龄不再是预后的精确预测指标，但是虚弱指数却需要考虑。虚弱指数也已经发表在相关杂志上（包括了年龄参数，但也还有其他参数）。

表 5-1　CESAR 试验，严重急性呼吸衰竭患者标准

入组标准

可逆性

18～65 岁

Murray 评分（表 5-2）≥ 3

非代偿性高碳酸血症 pH < 7.2

排除标准

机械通气吸入氧比例> 80% 或者峰压> 30 cmH₂O，超过 7 日

24 小时内严重创伤，颅内出血或其他紧急情况限制肝素使用

濒死状态以及任何禁忌不能继续治疗者

　　呼吸机辅助通气的时间和 ECMO 支持治疗的时间和预后直接相关，但在不同的疾病中也有差异，此外还和患者的并发症有关。清醒的、能自主活动的状态也会影响到 ECMO 支持治疗的持续时间及最终恢复的可能性。在 ECMO 期间患者如果可以被唤醒，能够通过气管插管 / 气切套管呼吸，这样的状态下就可以进行适度活动和康复锻炼，最终可以促进康复，改善远期预后。

　　Murry 评分可以提示疾病严重程度，但是不能用于评估生存的可能性（表 5-2）。

　　多年前，脑出血患者不能进行 ECMO 治疗，在脑出血进展时需要接受 ECMO 治疗的患者也只能采取姑息治疗手段，如今这一观点面临着改变。随着新型静

表 5-2　急性肺损伤的 Murray 评分

特　　征	分　数
胸片	
无肺实变	0
肺实变局限在 1 个项限	1
肺实变局限在 2 个项限	2
肺实变局限在 3 个项限	3
肺实变局限在 4 个项限	4
低氧血症	
$PaO_2/FiO_2 \geq 300$ mmHg	0
PaO_2/FiO_2 255～299 mmHg	1
PaO_2/FiO_2 175～224 mmHg	2
PaO_2/FiO_2 100～174 mmHg	3
$PaO_2/FiO_2 < 100$ mmHg	4
PEEP	
PEEP ≤ 5 cmH_2O	0
PEEP 6～8 cmH_2O	1
PEEP 9～11 cmH_2O	2
PEEP 12～14 cmH_2O	3
PEEP ≥ 15 cmH_2O	4
呼吸系统顺应性	
顺应性 ≥ 80 mL/cmH_2O	0
顺应性 60～79 mL/cmH_2O	1
顺应性 40～59 mL/cmH_2O	2
顺应性 20～39 mL/cmH_2O	3
顺应性 < 19 mL/cmH_2O	4

注：总分是初始评估后的分数除以分析时采用因子的个数；0 分提示没有肺损伤；PaO_2，动脉血氧分压；FiO_2，吸入氧比例；PEEP，呼气末正压

脉-静脉回路的使用，其可以在无抗凝的条件下运转一定时间（数周），而且对血液系统的影响很小，即使是在创伤患者也可以使用，只要这些患者的出血源头得到有效的控制。

虚弱

患者需要足够健康才能够经受住急性重度呼吸衰竭的疾病打击，虽说这听起来有些矛盾，实际上患者接受 ECMO 治疗时，往往处于身体健康恶化的状态。生理上的变化也将会影响患者在治疗中伴随的一系列损伤后的恢复。

目前，得到广泛认可的事实情况是，现代的药品和治疗手段的使用使得越来越多的老年患者从中受益。控制血压和心功能的药物可以影响肾功能，但是血压稳定和肾功能之间这种精细调节的生理稳态被破坏之前，是看不到两者之间的直接联系的。重症神经病变或者肌肉病变会导致肌肉大量丢失，最终导致运动功能减退，从而引发一系列问题。肺组织纤维化导致有效的肺容量不足，可能导致原发性疾病得到控制后患者的肺功能也难以完全恢复。

年龄虽然不是绝对的预测因子，但是生理上的恢复能力随着年龄增加而下降。有研究提示，在治疗中老年患者多需要延长 ECMO 的支持时间，但是 65 岁以上患者最终预后往往不理想。

长期依靠高强度护理服务来维持生命的患者往往也不适宜做 ECMO 的治疗，因为他们绝大多数无法获得完全康复，至多会恢复到先前的状态。然而，遗憾的是，即便如此，也只有少数人治疗有效。

有时评估患者的虚弱程度是很困难的，特别是在治疗中，患者的病情越来越重的情况下，评估越发困难，所以在进行 ECMO 治疗前进行详细的病史采集和体格检查就显得十分重要的。医师迫切希望能够从ECMO 获益的患者均能接受 ECMO 治疗，但是也希望避免引发不必要的伤害和不适宜的使用。

肥胖

肥胖在过去被认为是和生存率负相关的，但这已经被否定。挑战 ECMO 小组的是，病态肥胖的患者进行 ECMO 也可以成功。往往是其他因素导致了医护方面的限制，例如，转运工具不足、无法进行 CT 扫描、患者卧床导致无法进行活动等。

脑损伤

只要患者预期可以恢复，那么脑损伤就不是 ECMO

的禁忌。

目前，静脉-静脉 ECMO 回路可以在无抗凝的情况下运转很长时间，许多脑出血患者因此通过 ECMO 得到了完全康复。

机械通气时间

正压机械通气对肺的恢复没有益处。不断有研究证实，高容量、高压通气导致不良预后。持续时间的效应已被充分阐明，但是需要记住的是，持续时间越长，结果越差。有研究报道，在机械通气的后期进行 ECMO，预后更差。

许多指南建议，为了提高恢复的可能性，应该在机械通气 10 日内进行 ECMO。但是通常由于设置所谓合理的容量和压力，大家放松了该适用条件。普遍接受的一种操作标准是小于 7 日机械通气时间。其他更长的通气时间则需要进一步评估能被挽回的肺容量。这种评估困难重重，也没有确定的法则可循。

传统治疗的失败

有一个广为传播的误解，那就是在没有进行常规的传统机械通气治疗前，不可尝试进行 ECMO 治疗。ECMO 虽然存在一定的医源性风险，但是这项技术仍然是患者最终获得康复或者等待接受移植的一条必由之路，延误 ECMO 而尝试其他措施是不明智的。

成人呼吸疾病 ECMO 随机临床 CESAR 试验说明将患者转移至 ECMO 中心是有利的（虽然研究并未显示 ECMO 治疗的患者生存率更高）。患者转运虽然存在困难和危险，但是在做最后一次治疗尝试时还是值得的。

不可逆性和肺移植

当患者肺部确实不能恢复的时候，转而进行肺移植是最终的治疗手段，面对这种情况，很多条件需要考虑，如：

- 患者可以依法进行肺移植；
- 此类患者需要在移植申请单上与其他患者竞争排位，由于此类患者需要接受昂贵的 ECMO 支持治疗，所以需要优先考虑；
- 等待器官移植时间较长，在此期间进行 ECMO 支持时由于需要反复输血，可能导致体内抗体堆积。

有数据显示，相对于在家等待移植的患者，ECMO 后进行肺移植的患者预后较差。这些数据公布后，也有人表示了质疑，ECMO 患者的医疗效果已经得到改善，ECMO 支持的等待移植的患者是可唤醒的，在

ECMO 期间可以进行康复锻炼，从而提高了移植手术的存活率。

有些中心为那些已经在移植等候名单上又进展至呼吸衰竭的患者提供 ECMO 治疗。选择性地进行 ECMO 后，即使是在监护的环境中，也可让患者能够唤醒、运动、有家人陪伴。有意思的是，当一个在移植名单上的患者被接受的同时，其他处于相对健康状态的能够接受肺移植的患者因发生急性病情时却不会被进行 ECMO 治疗。所以，如何进行 ECMO 始终是会有一些伦理方面的争论。

心 脏 疾 病

由于伴随呼吸系统疾病，临床医师考虑患者存在急性重度心力衰竭时，需要面对众多的因素。

除了少数患者是由药物原因（如 β 肾上腺素受体阻滞剂、钙离子拮抗剂）导致的重度病例以外，大多数患者心脏疾病恢复的可能性不大。如表 5-3 所示的主要的药物中毒的患者基本上都可以成功康复，其他药物也可以达到类似效果。

需要 ECMO 治疗的共识如下：① 心搏骤停的患者需要长程心肺复苏，同时该类患者的病因可逆转；

② 难治性心律失常患者在接受治疗时需要血流动力学支持；③ 需要紧急手术的机械性缺陷的患者：④ 需要移植或者机械辅助，但相关设备没有到位的患者；⑤ 术后围手术期，患者难以脱离心肺转流设备或者发生严重心源性休克的患者；⑥ 心脏移植后，移植物功能不良；⑦ 非致命性疾病患者，在等待解决方案期间需要心肺支持。

表 5-3　通过 ECMO 治疗能够康复的中毒药物

氟卡尼
三环类抗抑郁药
β 肾上腺素受体阻滞剂
钙离子拮抗剂
地高辛
安非他酮

　　同呼吸系统疾病类似，无论是先天的还是后天获得的，导致的疾病共患状态会影响治疗决策方向。正是不断进步的技术和不断进取的医疗团队，敢于挑战既有的临床知识，推动医疗水平的不断发展。

　　通常在需要决定生死的情况时，一些潜在的诊断仍然是未知的，不可避免的是，有些患者的病情看似可以逆转，但实际上却是无法逆转的。应为患者、家属以及治疗团队制订计划，以应对相关情况。

可逆性

针对心力衰竭，机械辅助支持仅伴随药物治疗，几乎是难以恢复的。至少需要一些能够针对病因的干预措施（如急性心肌梗死时需要冠状动脉血管再通），或者能够进行手术修复（如乳头肌断裂）。

治愈往往是最理想的结果，但是并不常见，因为在治疗过程中，即使是一颗好的心脏，也可能会因为 ECMO 的支持治疗或并发症受到影响。

静脉-动脉 ECMO 对心脏恢复并不是一定有益的。在外周循环使用时，它会增加后负荷，导致左心室过度扩张。有时作为循环支持使用时，还需要开胸手术置管、移除管路，在某种程度上来说，也是充满问题的。

为了短期或者长期支持，心力衰竭患者可以被桥接到其他设备。现代的短期支持设备使用的泵原则和 ECMO 一样，不同的是其没有氧合器、引流和回输的管路不同。与 ECMO 相比，短期心室辅助设备更容易掌握，并发症也更少。长期设备现在是植入体内式的，允许患者独立生活。

经过 ECMO 治疗，患者循环状态的稳定并不意味着所有器官功能都会完全恢复。值得注意的是，由长期的缺氧和低灌注导致的脑损伤。脑干死亡虽然不常见，但是大脑广泛的缺血–损伤却很常见。提前预测往往存在一定的困难，患者的脑功能一旦被发现最终处于不可逆状态，而家属可以接受这一结局，那么就可以考虑动员其进行器官捐献。

特别注意事项

ECMO 辅助的心肺复苏（CPR）

虽然有很多的活动提高人们对紧急 CPR 的意识，但心搏骤停仍是发达国家的主要死因。

预后差的主要原因是自主恢复循环的概率低，恢复自主循环后的血流动力学不稳定和缺氧性脑损伤。由于这种极差的预后，尤其是对于顽固性心搏骤停的患者来说，ECMO 被认为是传统 CPR 的替代支持方案。这被称为 ECMO 辅助 CPR（eCPR）。

第一次成功的 eCPR 出现在 1966 年 Kennedy 的报道中，8 例 eCPR 的系列病例中，生存者是一名 45 岁的女性，通过 45 分钟 CPR 后进行 ECMO 支持，患者最终完全康复。由于缺乏随机对照研究，现有的数据局限于观察性研究，以及患者年龄、病因、ECMO 前CPR 持续时间等存在异质性的系列病例报道。

针对无血流时间短暂、心搏骤停的病因可逆或者通过心脏移植 / 血管再通可以缓解的患者，美国心脏协会在 2010 年推荐了 eCPR 治疗（作为 IIb 证据）。病因可逆性的重要性是很容易理解的，但是 ECMO 之前合适的 CPR 持续时间仍是未知的。所以，在两个院内心搏骤停的大样本病例系列中，eCPR 一般在 CPR 进行 10 分钟以后；而在院外心搏骤停的病例中，CPR 持续时间大约在 20 分钟，甚至 30 分钟。

2008 年，一个观察性临床研究描述了 135 例院内心源性心搏骤停并行 ECMO 支持的结果（引自 Chen et al, 2008a）。总体来说，58% 的患者成功撤机，34% 的患者出院。相似的是，同一个研究小组报道，与传统 CPR 相比，eCPR 患者最终有短期和长期的获益。

一个为期 3 年的前瞻性观察性研究报道了经传统 CPR 10 分钟后进行 eCPR 的结果（引自 Chen et al, 2008b）。共计 59 例患者平均接受 40 分钟 CPR，被纳入了 eCPR 组。接受 eCPR 的患者生存出院的比例更高，一年后的生存率也更高。相似的研究也有报道，出院率将近 41%，其中 85% 的患者的精神状态尚可（引自 Jo et al，2011）。有趣的是，CPR 持续时间每增加 1 分钟，患者存活出院率就下降 1%。CPR 持续时间是 10 分钟、30 分钟、60 分钟时，生存率大约分别是 65%、45%、19%（引自 Jo et al，2011）。表 5-4 列出了自 2008 年起院内 eCPR 的报道。

表 5-4 2008 年以来院内成人心搏骤停患者 eCPR 的主要研究

参考文献	研究设计	研究时间	国家或地区	病例数	平均年龄（年）	平均 CPR 持续时间（分钟）	ECMO 撤机比例（%）	出院生存率[生存者/出院总人数（%）]	出院精神状态满意数[数量/出院人数（%）]
Chen et al. (2008a)	回顾性	—	中国台湾	135	54	56	79/135 (59%)	46/135 (34%)	NA
Chen et al. (2008b)	前瞻性	2004—2006	中国台湾	59	57	53	29/59 (49%)	17/59 (29%)	9/59 (15%)
Jo et al. (2011)	回顾性	2004—2007	韩国	83	58	37	48/83 (58%)	34/83 (41%)	29/83 (35%)
Shin et al. (2011)	回顾性	2003—2009	韩国	85	60	42	NA	29/85 (34%)	24/85 (28%)
Avalli et al. (2012)	回顾性	2006—2011	意大利	24	67	55	14/24 (58%)	11/24 (46%)	9/24 (38%)
Kagawa et al. (2012)	回顾性	2004—2011	日本	61	69	33	36/61 (59%)	22/61 (36%)	20/61 (33%)

注：NA. 无

eCPR 这种理念已经运用到院外急救中，但是临床数据极少，或者局限于小规模的病例系列和病例报道中，如表 5-5 所示。这些患者的总体生存率较低，有报道称生存率在 4%～36%，其中有 4%～27% 的患者神经系统功能状态尚满意。前瞻性分析提示在那些死亡风险很高的人群中，eCPR 或许有益。

难治性心律失常

复发性心室颤动、室性心动过速和其他恶性心律失常是可以进行 ECMO 的。如果冠状动脉条件许可且心肌没有扩张，ECMO 能够为其他器官提供充分的支持，改善心肌灌注。患者接受 ECMO 治疗时，药理治疗和电复律更容易成功。

防止在 ECMO 期间心脏过度扩张将在第 9 章简述。

急性机械性缺陷

存在急性机械性缺陷的患者，病情进展快，往往无法等到手术。常见的例子是急性下壁心肌梗死的患者并发乳头肌断裂，如果立即开始 ECMO 同时进行血管造影并实现血管再通（如果合适的话），之后便可以转移至手术室内进行机械性缺陷的开胸手术治疗。

在这些紧急情况下，外周静脉-动脉模式 ECMO

表 5-5　2011 年以来院内成人心搏骤停患者 eCPR 的主要研究

参考文献	研究设计	研究时间	国家	病例数	平均年龄（年）	平均 CPR 持续时间（分钟）	ECMO 撤机比例（%）	出院生存率[生存者/出院总人数（%）]	出院精神状态满意数[数量/出院人数（%）]
Ferrari et al.（2011）	回顾性	2007—2008	德国	22	55	49	8/22（36%）	8/22（36%）	8/22（36%）
Megarbane et al.（2011）	回顾性	2005—2008	法国	66	46	155	1/66（2%）	1/66（2%）	1/66（2%）
Le Guen et al.（2011）	前瞻性	2008—2010	法国	51	42	120	2/51（4%）	2/51（4%）	2/51（4%）
Avalli et al.（2012）	回顾性	2006—2011	意大利	18	46	77	3/18（17%）	1/18（6%）	1/18（6%）
Kagawa et al.（2012）	回顾性	2004—2011	日本	25	56	65	7/25（28%）	3/25（12%）	1/25（4%）
Maekawa et al.（2103）	前瞻性	2000—2004	日本	53	54	49	NA	17/53（32%）	8/53（15%）

注：NA. 无法获得

（详见第 9 章）是一种能够立即拯救生命的措施。在手术室循环回路可以转换成中心静脉－动脉模式，术后便可以继续 ECMO 数小时或者数日，以便从心肌顿抑中恢复过来。

心脏移植或者机械支持的桥接

能够进行移植或目前处于机械支持状态的患者，虽然存在泵衰竭和器官功能障碍，但使用 ECMO 可以争取时间，一旦他们能够去除病因或者获得相应的治疗，就能让所有器官的状态趋于稳定和好转。ECMO 对于中长期支持来说不是最好的，我们推荐仅仅进行短期 ECMO 支持。出血性损伤（血小板消耗和输血需求）和机械并发症的风险在 ECMO 期间更高。风险与收益之间很难平衡，这需要 ECMO 与移植医师和心胸外科医师仔细商榷。凭经验来说，一个患者在接受超过 2 周的外周静脉－动脉 ECMO，并且没有出现并发症，那么该患者可以尽早转换为心室辅助设备支持。不同中心的 ECMO 和心室辅助治疗的经验常会影响决策。外科医师通常考虑到后续的移植手术而可能不愿意破坏一个完好的胸壁，所以他们更倾向于延长静脉－动脉 ECMO 时间，以期能够等到合适的心脏供体。内科医师则会更关心不断地输血导致人类白细胞抗原（**human** leukocyte antigen，HLA）和其他抗体滴度升高。

无法撤离心肺旁路

无法撤离心肺旁路的患者由于不能够桥接到下一步治疗，所以总体上来说是不适合做 ECMO 的候选患者的。但是，这也不常是主要原因，部分患者是可以恢复（心肌顿抑）的，部分患者能够接受移植手术或者长期机械支持。

难点在于如何将那些能够存活的患者同使用 ECMO 仅仅是增加了几小时或几日生命的重症监护治疗病房患者加以区别开来。临床判断经常起最主要的作用，多个医师做出的决策往往比一个医师的好。正在做手术的外科手术医师总是倾向于开展 ECMO，潜意识里他们认为可以避免患者在手术室死亡。

如果在这些情况下考虑进行 ECMO，那么就应该尽早开始，以免不断地低灌注导致患者其他系统受损。ECMO 制度包括术后出血，此类患者最终需要在重症监护治疗病房镇静，并且需要进行开胸手术。需要在适当的止血和血栓形成之间取得平衡。最有可能形成血栓的部位是心腔内，而不是血管回路，抗凝必须最早便开始。维持持续的心脏射血状态，以免心脏内血液停滞而导致血栓形成。审慎使用正性肌力药和优化心室充盈是十分必要的，而保证排空心室也是避免血液停滞的关键。

当进行 ECMO 时，诊疗计划需要得到大家同意，并且要与其他治疗组分享。患者的亲属也需要做好治疗失败不能恢复的准备。撤机是十分困难的（详见第 11 章）。

肺栓塞

正是肺栓塞激励了 Gibbon 研发出心肺旁路回路。ECMO 是维持灌注、允许气体交换、避免右心室扩张的理想工具。这个作用通过积极抗凝被加强，恰好这也是针对肺栓塞的治疗措施。

ECMO 也能够被用在还未控制的急性肺栓塞，但也有例外，因为很多患者也会进行治疗（抗凝），较少接受手术（Trendelenburg 手术）。

那些慢性血栓性肺动脉高压并发肺栓塞的患者中也有成功案例。ECMO 作为桥接治疗可用于这些患者，以期他们可以接受肺动脉血管内膜剥离术。ECMO 能够稳定这些患者的病情，以便能够在一些治疗中心接受移植。

其他需要心肺支持的疾病

任何需要临时心肺支持的情况都可以进行 ECMO，

这是值得商榷的。

ECMO 在某种程度上被当作是迷你型心肺旁路。唯一和心肺旁路不同的是，ECMO 没有储血器。这避免了气血接触，而气血接触可以导致炎症反应。但是，ECMO 无法做到引流回输血液的分离（通过特别调整引流和回输血液，导致分别影响前、后负荷）。把 ECMO 当作心肺旁路唯一的弊端就是气体进入后不易排出。

桥接到器官移植

给患者 ECMO 支持心功能，能保证器官良好的灌注。某些器官的损伤是致命的，但是有些器官能完好无损地保持一定的时间。这些是适合器官移植的。

这是众所关注的苦难话题，但是当治疗不成功后这种处理也许会让人心有慰藉。ECMO 可以在器官收集期间维持一些行将就木的患者的器官稳态。ECMO 能够优化器官功能，保证器官能够适宜移植。

其他适应证

意外性低体温

意外性深度低体温是一种特别的病例。意外性深度低体温患者，即便是经过数小时 CPR，体外复温治疗开始后，患者最终可以存活或者仅有轻度神经系统损伤。最近，国际山区急救医学委员会（International Commission for Mountain Emergency Medicine）发布的指南推荐，在没有其他致死原因（如创伤、低氧等）的情况下，任何低体温患者没有生命体征，都需要考虑 CPR。推荐 CPR 进行到体外复温完成，而不论 CPR 持续时间。但是，血钾高达 12 mmol/L 时要终止 CPR。也有报道经过数小时 eCPR（1～5 小时）后，深度低体温患者神经功能恢复。

药物中毒

由药物过量导致的心脏毒性能够通过血液净化迅速恢复，难治性心搏骤停、严重休克但对传统药物治疗无反应的中毒患者，或许能通过 ECMO 获益。虽然对中毒患者使用 ECMO 的数据很少，但也有一些报道详细描述了 ECMO 成功救治多种药物中毒的细节（表 5-3）。

混杂因素

存在肝衰竭的患者可以进展至循环休克，有报道称，静脉-动脉 ECMO 支持可以使部分患者受益。

静脉-动脉 ECMO 可以给急性气道梗阻导致心肺功能不稳定的患者提供支持。急性支气管出血或者气道撕裂患者需要紧急复苏。静脉-动脉 ECMO 启动后可以保证循环和通气。

何时不进行 ECMO

ECMO 仅在没有合适的治疗能够逆转当下病情的情况下进行。ECMO 有固有的风险，患者自 ECMO 启动时就可能会经受很大的风险。

ECMO 预测评分

生理评分系统被开发出来辅助医师评估接受 ECMO 治疗的患者的可能预后。

SAVE（http://www.save-score.com）和 RESP（http://www.respscore.com）评分是网上计算的，可以用来计算预计的生存率。这些评分的缺陷在于它们基于小样本量的患者。对那些被有经验的医师拒绝使用 ECMO 或者被认为 ECMO 无效的患者，这些计算评分不适用。

本章要点

- ECMO 提供支持而不是治疗。

- ECMO 可以用于任何患者，但不是所有患者都能从中受益。

- 合适患者的选择是至关重要的，否则会对患者造成伤害，并且造成资源浪费。

（刘勇超　王　胜　译）

拓展阅读

[1] Annich GM, Lynch WR, MacLaren G, Wilson JM, Bartlett RH, eds. (2012). *ECMO Extracorporeal Cardiopulmonary Support in Critical Care*, 4th edn. Ann Arbor, MI: Extracorporeal Life Support Organization.

[2] Avalli L, Maggioni E, Formica F, *et al.* (2012). Favourable survival of in-hospital compared to out-of-hospital refractory cardiac arrest patients treated with extracorporeal membrane oxygenation: an Italian tertiary care centre experience. *Resuscitation*, 83, 579−583.

[3] Chen YS, Yu HY, Huang SC, *et al.* (2008a). Extracorporeal membrane oxygenation support can extend the duration of cardiopulmonary resuscitation. *Critical Care Medicine*, 36, 2529−2535.

[4] Chen YS, Lin JW, Yu HY, *et al.* (2008b). Cardiopulmonary resuscitation with assisted extracorporeal life-support versus conventional cardiopulmonary resuscitation in adults with in-hospital cardiac arrest: an observational study and propensity analysis. *Lancet*, 372, 554−561.

[5] Ferrari M, Hekmat K, Jung C, *et al.* (2011). Better outcome

after cardiopulmonary resuscitation using percutaneous emergency circulatory support in non-coronary patients compared to those with myocardial infarction. *Acute Cardiac Care*, 13, 30－34.

[6] Jo IJ, Shin TG, Sim MS, *et al.* (2011). Outcome of in-hospital adult cardiopulmonary resuscitation assisted with portable auto-priming percutaneous cardiopulmonary support. *International Journal of Cardiology*, 151, 12－17.

[7] Kagawa E, Dote K, Kato M, *et al.* (2012). Should we emergently revascularize occluded coronaries for cardiac arrest? Rapid-response extracorporeal membrane oxygenation and intra-arrest percutaneous coronary intervention. *Circulation*, 126, 1605－1613.

[8] Le Guen M, Nicolas-Robin A, Carreira S, *et al.* (2011). Extracorporeal life support following out-of-hospital refractory cardiac arrest. *Critical Care*, 15, R29.

[9] Maekawa K, Tanno K, Hase M, Mori K, Asai Y. (2013). Extracorporeal cardiopulmonary resuscitation for patients with out-of-hospital cardiac arrest of cardiac origin: a propensity-matched study and predictor analysis. *Critical Care Medicine*, 41, 1186－1196.

[10] Mégarbane B, Deye N, Aout M, *et al.* (2011). Usefulness of routine laboratory parameters in the decision to treat refractory cardiac arrest with extracorporeal life support. *Resuscitation*, 82, 1154－1161.

[11] Peek GJ, Mugford M, Tiruvoipati R, *et al.* Efficacy and economic assessment of conventional ventilatory support versus extracorporeal membrane oxygenation for severe

adult respiratory failure (CESAR): a multicentre randomised controlled trial. *Lancet*, 2009; 374: 1351−1363.

[12] Shin TG, Choi JH, Jo IJ, *et al.* (2011). Extracorporeal cardiopulmonary resuscitation in patients with inhospital cardiac arrest: a comparison with conventional cardiopulmonary resuscitation. *Critical Care Medicine*, 39, 1−7.

第 **6** 章

置管及拔管

导　言

　　置入及去除 ECMO 导管都是 ECMO 管理的重要步骤。这些步骤在下文中称为插管和拔管。

　　ECMO 的导管必须顺利置入，并有充分的计划。其相关的并发症可能是致命的。插管及拔管过程可以通过检查列表来保障实施，详见表 6-1 及表 6-2。

表 6-1　导管置入核查单

签到

　　腕带检查及患者确认

　　备用红细胞：2 单位

　　血小板：$>100 \times 10^9$/L 或已经准备输入

　　C 臂机及相兼容的 X 线检查台放置到位

开始

　　房间内人员名字及角色

　　解释步骤

　　口罩或面罩

　　护目镜

　　铅衣

续　表

确定导管尺寸及可获得

ECMO 管路准备

穿刺失败的后备方案

监护设备：包括有创动脉压力、中心静脉压和呼气末二氧
　　　　　化碳

建立大静脉通路

抗生素

抗凝药物

其他相关

签出

敷料在位

导管固定

物品核对无误

导丝及锐器妥善丢弃

签字或记录

表 6-2　导管去除核查表

人员

谁是术者

高年资医师和 ECMO 专业人员知晓并可以立即到来

外科医师到场

外科医师没有到场，但已经知晓并可以立即赶到

刷手护士或经过协助拔管相关训练的护士

灌注师到位

明确角色及责任

临床领导者明确

执行者明确

每个人明确自己的职责（排练）

续 表

保证每位操作者和相关人员的防护

每位操作者均有手套

每位操作者均有护目镜

每位操作者均有袖套

每位操作者均有面罩

设备

敷料包

衣物披挂

缝合拆线装置

缝线

标本罐

氯己定拭子

敷料

步骤

确定患者舒适，或必要时镇静

检查血小板及凝血功能

去除铺巾、清洁术处并剪去线头

由谁置入导管

任何经过训练并有粗大留置套管置入能力的医师均可以进行经皮外周置管。

这些医师应该受到严格的无菌操作训练。其应该在不同情况下进行过 Seldinger 操作技术，并经过良好训练以熟练并无误地使用 ECMO 穿刺针、导丝、扩张器及导管。

　　这些医师必须熟悉插管血管及其相关部位的解剖。超声引导下的置管术是其必须掌握的一项十分重要的技能，其可以大大减少并发症的发生。图 6-1 显示了一例由不使用超声进行的穿刺而导致的严重且惊人的并发症。

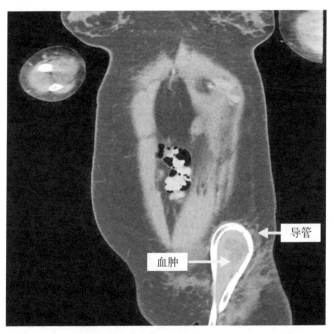

导管

血肿

图 6-1　在一名患者中未有使用超声导引进行穿刺，导管完全置入脂肪组织。令人惊讶的是，从血肿引出的流量足以维持 ECMO 管路运行 1 日

临床医师必须意识到使用透视（X 射线）指导导管置入的益处及限制，并了解透视技术在临床中应用的规范。虽然临床医师不需要外科医师来协助置入 ECMO 导管，但应该联系安排好血管外科或心胸外科医师作为后备，以备处理血管损伤。进行 ECMO 导管置入的医师必须具备技能和知识来维持具有血管损伤的患者稳定，以等待外科介入治疗。只有经过训练的心胸外科医师才能进行开胸直视下插管操作。

置管应在何处进行

理想的 ECMO 置管场所是在手术室，患者置于手术台上。

在手术室中有充分的空间。手术部门的相关工作人员十分熟悉无菌操作流程、危重患者及危重情况的处置流程。麻醉支持使得临床医师在进行插管时可以专注手上的工作，因为另一位训练有素的专业人士可以保障患者得到适当的处理。在手术室中处理并发症相对较简单，尤其是当需要进行外科干预的时候。

大部分手术室可以提供透视（X 线导引），在一些专门的机构可以提供超声及心电图。若有配备了高端影像系统的手术室更为理想。这些手术室配备有杂交

导管 / 手术设备，可以进行复杂的手术。

在患者的病床或推床上进行置管是可行的，但不是最理想的状态，因此急诊室或 ICU 内进行操作也是可以的。这些区域所提供的支持不同。例如，ICU 内有限的空间不能提供透视辅助。其原因可能为缺乏防护屏障保护其他患者和工作人员，或者标准的导管室设备使用不便（如 C 臂机不妥善放置以完全检查患者颈部）。

在没有适当装备的基础下，临床医师应该权衡可能出现的并发症和置管的获益。这个问题主要在紧急情况（如心搏骤停）或院外救治中面临。需要使用 ECMO 的患者都是重病患者，很多重症监护的医师会认为患者不具备安全转运至手术室的条件。我们通常会回应其该患者在手术室安全置管的所得获益会更重要。

导　管　选　择

导管的主要参数

导管选择的主要问题在于获取最大的血流，同时最低限度损伤血管。图 6-2 显示了一根普通导管及其相关特点。

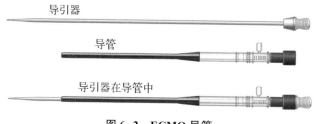

图 6-2 ECMO 导管

导管材质

导管材质决定了导管形状的弹性和稳定性。

有弹性的导管较难置入，但可以随着患者解剖而改变从而减少损伤，导管弹性过强可能导致导管打结或压塌，使血流减少并导致湍流。

大多数的导管使用聚亚安酯制造。其在室温下有较好的刚性，同时在人体体温下有可塑性。

线圈加固的导管壁可以对特定部位进行加固，从而防止打结或压塌。这使得患者可以被搬运。不透射线的材料有利于明确和调整管道位置。

表面涂层

血液与人工材料的接触会触发凝血及炎症级联反应。导管壁药物涂层有利于防止纤维素鞘及血栓形成。一个很小的血栓会严重影响血流。

现代的导管均具有改善生物相容性的涂层以减少

凝血级联反应的激活。其中肝素涂层最常使用且可以减少炎症反应激活。

其他的可选材料也有尝试，但目前均不及肝素。然而这对肝素诱导的血小板减少方面有重要意义。

长度

导管长度取决于需要建立的通路类型：若是通过中心路径直接进入主要血管，其导管较短；若是经外周血管到达中心血管，则导管较长，如置入右心房导管以进行减压或回血。

形状

导管的形状会影响其血流的状态。截面改变（变细），非圆形截面、弯曲或其他不规则的形状变化会对流动产生巨大影响。由于生理需求的不同，动脉导管和静脉导管的差别很大。

静脉导管需要保证高速血液引流以提供足够的流量支持，其需要相对较小的负压以防止血管塌陷。随着引流吸力的增加，腔静脉的塌陷会阻碍引流。这一概念表明，静脉导管的直径是影响血流的限制因素。越大的静脉可以容纳越大的静脉导管。静脉导管同时也具备侧孔以改善引流。

由于血管直径较小，动脉管相对较细，同时也需要较高的压力来维持充分的流量。动脉管道在 ECMO 环路中提供较高的阻力，由此产生较大的压力差。这一高压血流随着流出导管进入动脉时管径的变化而变快，从而提供射血。静脉-动脉 ECMO 下动脉端的回输射血可以使动脉壁栓子松脱，从而导致卒中。动脉导管尖端被专门设计为"扩张器尖端"，可以减少潜在的血管损伤，其包括回输血流在尖端变宽（从而流速减慢），并通过加用侧孔进行动脉端回血。

外周的导管不仅长度长，也往往有较细的管径，由于外周血管穿刺点在起始部位往往较小。进一步的锥度会增加导管阻力。

一般而言，导管在形状或材料上都会发生必要的转变，这通常比较顺利，但是有时需要制造过程中的进步。这些进步主要针对湍流和停流的发生，其两者均会阻碍血液流动并导致管腔内血栓的产生。

侧孔

静脉导管往往有侧孔以利于在负压下更好引流血液。侧孔也有利于减少血液成分的机械压力。侧孔有利于引流更大的血流，但是也会在其周围产生湍流和涡流。可使用计算机研究这些效应的流体动力学，对其进行评估和量化，从而改进侧孔的放置。

双腔导管

双腔导管将引流血液及回输血液集合在一个导管内，血流的几何情况及侧孔的结构更加复杂，因为需要考虑两股血流情况并需要考虑再循环的情况。

附加导管（灌注管路或侧管）

置入外周血管的导管可能阻塞外周血管，从而带来远端的缺血。为防止这一情况，建立导管通路，同时应建立动脉再灌注管路。这些动脉的侧支较主管道更细小，因而有更快的血流速度。另外，这些装置中湍流的发生更多，使其容易产生血栓而堵塞管道。

导管比较

为比较不同的管路从而在临床环境下选择最适合的导管，最常使用的是压力流量表。这些表格综合了实验室数据，并显示了导管在不同血流速度下的性能。

使用这些表格的好处在于其可以明确所需的血流量，从而在置入导管前选择合适的导管。大多数的表格分类显示了从 0～5 L 血流速度下的压力降数值。

除了压力表格，M 值表格可用来计算各导管的阻力从而进行比较。如在实际操作中，短而细的动脉管和长而宽的静脉导管有相同的 M 值，因此，短而细的动脉导管更适用于经皮穿刺置管。

导管选择

不同厂家生产了多种导管可供临床选择。

中心静脉-动脉 ECMO 管路

在紧急建立中心血管的 ECMO 通路时，手术中使用的导管可以继续使用以避免导管更换。这要求其能在不同的环境中工作且持续较长的时间。

这些导管通常较短且管径较大，可以允许较大的血流，但是同时也增加了导管移位的风险。

选择性 ECMO 插管的患者通常使用钢丝加固管壁的导管以防止打折。选择的动脉导管具有较小的管径从而有较大的压力降，但也有侧孔来减少其压力降。

无论是旁路还是专门设计的 ECMO 动脉导管均有钝头或弯头来减少对血管壁的损伤。

中心静脉-动脉 ECMO 使用两级静脉管，其尖端具有引流侧孔以引流下腔静脉，在右心房具有额外的引流"篮子"。这导致了更大的导管截面积，从而可以带来更大的血流。类似于动脉导管，静脉导管也有钢丝加固管壁。

单级导管提供了更简便的选择，更容易置入，但只能从右心房引流血液。

外周静脉-动脉 ECMO 管路

外周穿刺部位的血管大小显著小于中心血管的大小，因此其较中心置管所用的动脉管管径小。加之其较长的导管长度，造成了较大的压力下降。

外周动脉置管的另一个特点是需要额外的灌注管来进行下肢灌注，以防肢体远端发生缺血。

外周静脉的导管较中心静脉的长，延伸到下腔静脉，一般伴有多个侧孔引流血液。

大多数的导管均具有薄层钢丝加固管壁，以防打折，有的为两级造型，可以延伸到上腔静脉。长而延伸的导管前段较体内管腔小，使其成为锥形。

静脉-静脉 ECMO 的导管

近年来，在静脉-静脉 ECMO 中常用的方法之一是使用双腔导管。该导管通过颈内静脉插入上腔静脉。

其导管壁经过钢丝加固并具有侧孔，可同时引流上腔静脉和下腔静脉。

其回血腔需要对准三尖瓣，这需要使用 B 超或 X

线透视来进行精确定位。

商业上可用的双腔导管之一 Avalon Elite®。其大小有 13～31 Fr（法式刻度），在一根 27 Fr 的导管以 4 L/min 的血流下，其动脉端压力降为 200 mmHg，静脉端为 60 mmHg。

另一种导管为来自 Novalung 的 Novaport Twin 导管。其有从 18 Fr 至 24 Fr 三种尺寸，其中 24 Fr 导管在 2 L/min 血流下动脉管压力降为 70 mmHg、静脉管为 30 mmHg。

对于单腔静脉–静脉 ECMO 管路，一般使用常规外周导管。

置 管 技 术

置管的第一步是确定目标血管，可以使用体表解剖标记也可使用超声引导。成人患者中大多数主干血管可以容纳一根粗大的导管，测量目标动脉的直径（以建立静脉–动脉 ECMO）有助于选择正确的导管大小。部分导管（如双腔导管，其从上下腔静脉引血回输至中央静脉）必须被放置在右侧颈内静脉，其他只需要放在足够大的血管内即可。

操作中必须贯彻无菌技术。必须戴着无菌外科手

套及袖套，面罩或面部保护装置必须使用，以防血液
溅到医护人员。

导管置入需要两人完成，一人进行插管，另一人
进行辅助。他们需要有人切实传递任何其所需的物品，
以保证穿刺顺利进行。

针对皮入路应足够浅，以避免静脉入口处的角度
突然改变（图 6-3）。

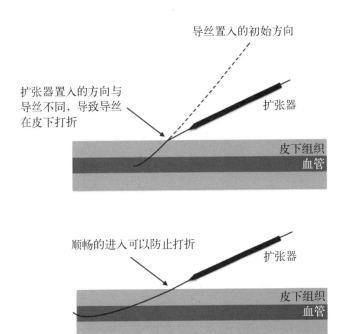

图 6-3　置入导管时注意角度防止打折

入针位置选择时应考虑后续置管位置以及对患者活动和继发疾病的影响。

我们强烈提倡在透视下循导丝置入的方式，并在其过程中不断检查以保证导管直并且位置良好。在我们看来，这一措施在置入双腔管时是必需的。

在透视下对导丝的操作可能是必要的，以便引导其进入正确的位置，或避免绕圈或打结。

皮肤扩张往往是需要的，即使已经使用最佳设计的导管。有时可能需要做一个皮肤的小切口，但这样会导致 ECMO 开始后的渗血，所以应尽量避免。

有时候使用多大的力量来放置导管是很难明确的。若在没有与皮肤、肌肉或是韧带固定导管的情况下，导管不能移动往往意味着需要使用较细的导管，因为那根静脉可能不够粗。

将导管与环路连接时必须保证环路中没有空气。这就需要操作人员和助手之间的配合灵巧且协调。

固定导管的工作时间一般与插入导管的时间相同，如果后者不是很长的话。只有在明确其位置良好后才能固定。只有在开始 ECMO 之后才能明确导管的位置是否良好，需要确定引流及回血良好，在静脉-静脉 ECMO 中要求没有出血显著的再循环现象（详见第 4 章）。透视下或直视下，或是超声有时有助于判断。缝合导管固定务必不能过紧，以防压疮或皮肤坏死。

人工胶布固定可以单独应用或是结合缝合固定。需要使用多个固定点，以防导管突然移位。

灌注管路

静脉-动脉 ECMO 中，当使用外周动脉进行回血管路时，必须保证血管远端的血供。

可以由血管外科医师移植血管建立管路，这可使得血管同时供应上下血流。但是由于需要依赖外科技术，这样的情况难以实行。这些需要切开皮肤进行。最重要的是，往往在 ECMO 运转几日后，这一路径就失效了。可能由于血管缝合处立即开始的高速血流。

当选择使用股动脉时，最佳的方式就是在远端置入一根更小的导管，导管的开口位于主导管插入的下方（图 6-4）。

这一额外的管路应该连接 ECMO 膜后的回输血流，以保证对肢体远端的供氧。我们发现 6 Fr 的单腔导管足够完成。还有一点很重要的是，要在该导管内持续泵注肝素，以防血栓堵管。这一侧肢也可以用来泵入血管扩张剂如硝酸甘油来保证血流的一致性。需

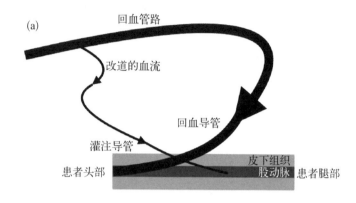

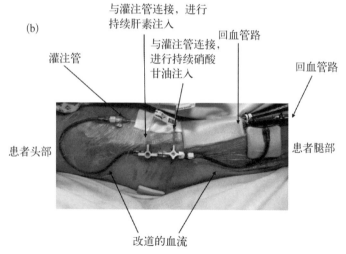

图 6-4 （a）插入股动脉的灌注管；（b）插入股动脉的灌注管，其与一路输液相连进行持续肝素注入

要注意的是，在置入导管前，远端再灌注管路的建立较为简单，应该使用超声导引进行。

导管及管路配置

单根的双腔导管可以置于颈内静脉中以进行静脉-静脉 ECMO，在不同种类的 ECMO 中可以有多种配置方式。

引血导管应该比回血导管管径粗，这是基本原则。增加引流的方法可以是置入另一根导管（注意：将导管改为一根更粗大的往往不可行，因为这意味着停转 ECMO，这可导致血液丢失并失去 ECMO 支持）。需要注意导管内的血流必须保持通畅以减少血栓形成（详见第 3 章）。当有多根导管在位的时候，这往往很难实现。

在静脉-静脉 ECMO 中，回血管路的头端必须对准右心室，以防止再循环（详见第 4 章）。

置管并发症

至少有 1% 的 ECMO 管路可导致大血管的穿孔甚至心脏穿孔。因此，必须有外科支持的保障，或经行

ECMO 的获益远远高于其风险。

必须及时意识到并发症发生的可能性，因为其往往不表现为典型的临床症状。置管后若出现突发的血流动力学恶化，需考虑隐性大出血的可能。需要注意的是，在任何形式的 ECMO 中，呼气末二氧化碳（$EtCO_2$）均会下降，这不代表心包填塞或是空气栓塞的可能性（注意：这些表现若是在 ECMO 开始之前出血可能预示以上两种情况）。

ECMO 开始运转后，对穿刺点的手术保留可能导致导管侧孔的滑出，从而导致空气进入和出血，这对不熟悉 ECMO 的医师来说往往是令人惊讶的。

其他置管并发症对熟悉留置大血管导管的医师来说很常见，并列于表 6-3。

表 6-3　可能的导管并发症

心律失常
血管壁破损
出血，包括隐性的，如后腹膜血肿、血胸及心脏压塞
空气栓塞
插入特定的小静脉，如单器官静脉、无名静脉或肝静脉
空化（困在管壁上的气泡在血液中释放）
血液损伤，包括溶血
压迫其他脏器（如静脉导管压迫动脉）
气胸

拔除 ECMO 导管

拔除静脉导管

所有的静脉导管拔除只需要用到无菌技术。

可以在清醒和配合的患者中进行而无须镇静。

应该有一个团队以保证万一出现问题可以及时进行复苏治疗。操作者需要一个助手。团队需要对可能遇到的问题有所计划。如使患者长时间处于仰卧位可能带来压抑或通气问题。

操作者必须意识到空气栓塞发生的风险（其可以进入患者的血液循环中，从而带来严重的后果）。当导管拔出时，必须保证局部的正压。

静脉导管穿刺点周围应予以浸润麻醉，并对穿刺伤口进行水平褥式缝合（图 6-5）。

对于意识清醒的患者，应要求其进行 Valsalva 动作以防止空气栓塞，夹闭管道，由助手巧妙拔除导管，立即缝合好。无须人为按压创面，通常窗口的外缘会自动关闭，而避免出血。外压可能阻断静脉回流从而导致血栓形成。

若患者处于镇静并机械通气中，正压通气有利于防止患者发生空气栓塞。

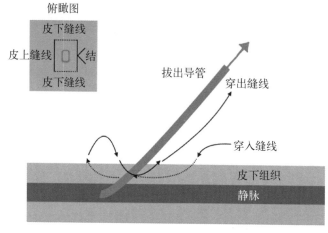

图 6-5 褥式缝合

静脉可以在另一个皮肤穿刺点立即再次进行中心静脉置管（包括由于意外而置入一根新的 ECMO 导管）。

有人报道过 ECMO 置管中的静脉撕脱，操作者应该仔细评估导管置入困难的原因而不是使用蛮力。

可以使用表 6-2 中的核查清单来进行导管拔除。

拔除动脉导管

外科手术进行的置管必须使用外科手术的方式予以拔管。

经皮穿刺的管道可以手动拔除后进行动脉按压。

但这并不提倡，在任何情况下手术去除导管总是最理想的。

拔管后注意事项

必须严密观察患者病情，患者拔管后发生大出血是可能的。

本章要点

- 理想的置管场所是在手术室中。
- 超声或透视是不可缺少的工具。
- ECMO 进行的必要性必须远远大于置管操作本身，尤其是当后备的专科帮助不能及时获得时。
- 固定导管所用的时间应该和置入导管一样长，而且和置入导管一样重要。

（钟　鸣　瞿洪平　译）

拓展阅读

[1] Annich GM, Lynch WR, MacLaren G, Wilson JM, Bartlett RH, eds. (2012). *ECMO Extracorporeal Cardiopulmonary Support in Critical Care*, 4th edn. Ann Arbor, MI: Extracorporeal Life Support Organization.

[2] Chimot L, Marqué S, Gros A, *et al*. (2013). Avalon bicaval dual-lumen cannula for venovenous extracorporeal membrane oxygenation: survey of cannula use in France. *ASAIO Journal*, 59, 157–161.

[3] Kohler K, Valchanov K, Nias G, Vuylsteke A. (2013). ECMO cannula review. *Perfusion*, 28, 114–124.

第**7**章

凝血、出血和ECMO

血 液 输 入

使用ECMO支持患者需要血液专家的参与。

只有当患者的凝血得到控制才有可能实施体外循环。血液暴露于外源性物质将刺激产生包括凝血瀑布在内的炎症反应。工作人员必须有一套流程和指南来实现良好的平衡，使得血栓形成及自发性（或加重）出血的风险均最小化。

血液流经回路时将暴露于不同类型的应激之中。这将叠加原发疾病或临床问题带来的变化，因此患者更需要支持。

出血更增加了输注替代制品的合理理由。

患者可出现原发的血液系统疾病，使得管理的复杂性增加。

有经验的临床医师可根据指南合理管理大部分患者，但是出现偏差时还是常常需要专家的建议。

总　则

抗凝的必要性

ECMO 支持的大部分患者都要接受连续抗凝治疗。在某些情况下，抗凝的风险将超过潜在的收益。

肝素涂层的回路可以避免全身抗凝，只要血流在回路的各个组成部分保持足够高的速度（大约 > 2 L/min）。虽然在使用静脉-静脉 ECMO 支持的患者中，这样可持续数周，但是我们不建议在需要静脉-动脉 ECMO 的患者中用这种方式。在静脉-动脉 ECMO 中，血液流变学的改变可以解释为什么在血管或心腔内会迅速形成血栓。

使用 ECMO 的患者面临大量出血的风险。这可能是医源性的（如外科创面）或者自发性的（如鼻出血或后腹膜出血）。

抗凝药物必须易于滴定及能够拮抗，静脉-静脉回路中形成的血栓到达静脉循环时将被肺过滤掉。静脉-动脉回路中形成的血栓到达全身循环时将立即产生严重后果。

化验和血样

由于全血不稳定，大部分化验使用的都是血浆。

大部分凝血化验是以去血小板血浆为基础，通常需要 10 分钟离心，这就解释了在需求和结果之间的时间延迟，以及临床团队处理危重症患者时的无奈境况。

大部分实验室分析仪是光学工具。患者全血成分急剧和突然的改变将会削弱仪器获得和解读真实结果的能力。这常见于脂血症和溶血的患者。

尤其在凝血功能分析方面，机械式仪器如旧式的钢球凝固计或血小板强度器能够获得光学仪器不能获得的结果。

频繁的抽血是导致医源性贫血的重要因素。合理安排及使用更少量的血（如用于儿科患者）将缓解这一问题。

抗凝剂的选择

ECMO 支持的患者的理想抗凝剂具有如下特点：能有效降低血栓形成，出血风险低，在不同临床情况下表现出迅速的、可预测的剂量反应，简便、便宜，精确的监护点监测，同时无药物相互作用。

普通肝素
普通肝素仍然是 ECMO 支持的患者中主要使用的

持续抗凝剂，因为其具有起效快并可被鱼精蛋白拮抗的特性。它每天被应用在成千上万的患者中。

在静脉使用下，肝素的半衰期很短（视剂量而定，为 30～90 分钟）。当给予弹丸推注时，其起效很快。肝素可被应用于在各种设备内形成内抗凝表面，如 ECMO 管道、套管和氧合器部件。

药用肝素是从牛肺和猪小肠中获得的复杂提取物。不同厂家生产的肝素，每单位的抗凝活性不同，如同其拮抗剂鱼精蛋白单位也有 U 或 mg 的不同。

在患者中，肝素的作用依赖于血浆功能性抗凝血酶的存在，其可作用于凝血因子 IIa、Xa、IXa 和 XIa。其对这些因子的亲和力很差异很大，这取决于普通肝素链的长度和硫酸盐分布。

肝素清除通过非特异性的内吸收途径（通过巨细胞、血小板和内皮细胞）以及肾脏途径。在肾衰竭患者中，临床未观察到其半衰期明显延长。

能阻止、预防血栓形成而不导致出血的肝素的最佳剂量目前仍不得而知。

低分子肝素和戊糖

在 ECMO 支持的患者中不常规使用低分子肝素（LMWH）和磺达肝癸钠等药物，因为它们不易拮抗，并且在一些情况下，半衰期很长。现在正在研发新的拮抗剂，使 ECMO 支持的患者能安全使用肝素以外的药物。

片段化肝素或低分子肝素是由聚合肝素分解成分子量更小的成分而得。同普通肝素相比，它们的效果更易于预测。它们的作用依赖于抗凝血酶。尽管变成了更短形式的肝素，LMWH 的半衰期更长，并只能通过肾脏排泄。LMWH 的可拮抗性差别大，部分可被鱼精蛋白拮抗。在 LMWH 刚刚被注入时效果更好，但其效果不能被完全预测，因而实用性不高。

磺达肝癸钠是一种戊糖，它的作用依赖于抗凝血酶。磺达肝癸钠不能被鱼精蛋白拮抗，且半衰期很长（17 小时），其通过肾脏排出。

直接凝血酶抑制剂

静脉用的直接凝血酶抑制剂是可获得的。在 ECMO 支持的患者使用的这些药物半衰期短，但不能被拮抗。其应用局限于肝素诱发的血小板减少症（HIT）患者。

抗 凝 监 测

抗凝药物的作用必须密切监测，从而更好地达到避免血栓风险及避免出血风险之间的平衡。这时肝素的水平常位于 0.1～0.3 U/mL。值得注意的是，这一浓度是心外科体外转流术中浓度的 1/5（在手术中，血液流向外科创面并暴露于空气中）。

在凝血级联反应中，肝素在不同水平起作用，见图 7-1。

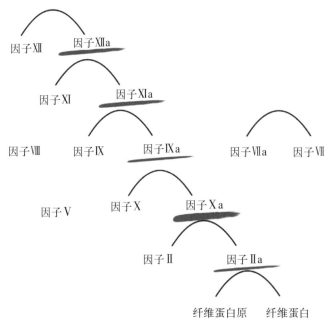

图 7-1 凝血级联反应。下划线表明了肝素在相关步骤中起到抑制作用，同时指出了 Xa 因子在凝血级联反应的相关位置

肝素监测

肝素监测没有校准的参考标准，如使用维生素 K 抑制剂抗凝时则使用国际标准化比值（INR）。抗 X a 水平是最可能被应用的参考标准。

活化凝血时间

活化凝血时间（ACT）是在 1966 年由 Hattersley 为患有严重血友病而需要监测肝素的患者提出的。ACT 记录了从一滴管全血暴露于玻片（接触激活）至形成肉眼可见血栓的时间。

ACT 对肝素敏感，它测量的是肝素的作用而不是水平。由于这是一个全血化验，因而除血浆凝固以外的因素也影响其绝对值。

ACT 治疗范围目前还没有达成共识。这是一个床旁化验。大部分医院不具备院内 ACT 诊断校正，因而不清楚这个诊断同其院内凝血试验的相关性（这在不同机构之间存在显著差异）。每家医院都应该将测定的 ACT 与活化部分凝血活酶时间（APTT）或抗 X a 水平相比较，使获得的 ACT 范围能与至少同实验室的凝血试验时间范围相比较。示例见图 7-2。ACT 检验对肝素的敏感性差异大，在不同临床环境进行监测时应使用不同的系统（例如，ACT 系统被应用于心外科手术

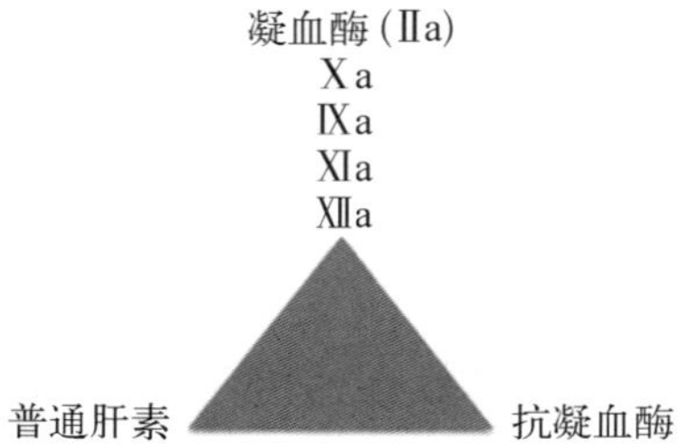

	APR<1.5	APR 1.5~2.5	APR >2.5
抗Xa <0.3	根据APR 增加UFH	同血液科 专家讨论 凝血因子 不足或狼疮?	同血液科 专家讨论 凝血因子 不足或狼疮?
抗Xa 0.3~0.5	同血液科 专家讨论	恒定速度 维持UFH	同血液科 专家讨论 凝血因子 不足或狼疮?
抗Xa >0.5	同血液科 专家讨论	同血液科 专家讨论	根据APR 减少UFH

凝血酶 (IIa)
X a
IX a
XI a
XII a

抗凝血酶

普通肝素

图 7-2 抗 Xa 与 ACT 之间的关系，以及凝血酶、普通肝素和抗凝血酶之间的关系。APR，活化部分凝血活酶时间比；UFH，普通肝素

时比应用于 ECMO 系统中使用更高剂量的肝素）。

APTT

APTT 是利用去血小板血浆暴露于磷脂和陶土而测得的。从全血中离心获得的去血小板血浆导致其出具结果需要延迟 10 分钟。由于使用去血小板血浆监测，其结果直接与 ACT 比较将会有偏差，且这种偏差依赖于患者的全血构成。APTT 的成本相对便宜。

APTT 检测了肝素的作用而不是肝素水平。它可以通过对肝素鱼精蛋白滴定进行校正，通过在样品中增加鱼精蛋白的量来拮抗肝素并不断重复。

活化部分凝血活酶时间比（APR）是对 APTT 结果的修正，患者的 APTT（以秒为单位）除以正常范围的平均值（以秒为单位）。APR 是一个无量纲比值（如 1.5）但是不能同 INR 相混淆。在每一个实验室，APTT 的范围和 APR 必须通过滴定肝素 - 鱼精蛋白来达到标准化，因为它依赖于提供的试剂和分析者。

检测的敏感性在不同的试剂制造商中是不同的。采用另一中心的 APTT 的参考范围必须谨慎，因为这可能使用了另一个 APTT/ 分析器组合。

APTT 也受狼疮抗凝物出现的影响，或者由于因子Ⅷ、Ⅸ、Ⅺ和Ⅻ改变而发生改变。

抗Xa的水平

抗Xa的水平已经取代了肝素鱼精蛋白滴定，成为一些分馏肝素的金标准试验。

抗Xa的水平能够测定肝素效应（如果在这个化验中使用内源性抗凝血酶）或肝素水平（如果在这个化验中使用外源性抗凝血酶）。ECMO医师需要明确在这个化验中是否使用外源性抗凝血酶，因为这将影响到结果解读。

抗Xa水平的测定是在去血小板血浆中进行的，因而不能与全血的ACT相比较。抗Xa的水平并没有测定因子XIa、IXa及IIa的抑制作用，并只反映了普通肝素的部分活性。

抗Xa的水平只轻微受到全身凝血功能改变的影响，如在弥散性血管内凝血中观察到的那样。

抗Xa的水平需要在实验室进行初始校正，但随后可以在不同中心之间比较。在ECMO支持中，一个多中心的共识似乎已经得出抗Xa的水平为0.3～0.5 IU/mL。这低于治疗静脉血栓需要的剂量水平（0.5～1.0 IU/mL）。

血栓弹力图

血栓弹力图是一种功能性检测，它测量全血黏弹特性以及评估整个凝血系统，包括血小板功能、凝血因子和纤维蛋白降解。

　　在 ECMO 中使用凝血弹性描记法有时对出血患者有益，但是，它并不能检测抗血小板作用（在服用阿司匹林的患者中常常正常）。添加各种试剂如肝素酶将提高血栓弹力图的诊断能力。

所有这些检测有多重要

　　虽然专科医师的介入可以挽救患者生命，但这种帮助对一线临床医师并非总是能获得的。

　　这能以一个急性心功能衰竭 CPR 术后实施 ECMO 的患者为例来说明。在管路中注入第一次剂量的肝素，几个小时后得出 APTT 的结果提示 APR 为 4.8。将肝素的剂量进行性减低，APR 的水平为 1.9。尽管认为已经给予足够剂量的抗凝，但是心室腔内仍形成多个血栓。抗 Xa 的水平同 APR 相比异常降低，进一步检查发现因子 XI 缺乏。多种方式的监测有助于尽快发现异常。

　　应该制订标准流程图来指导床旁工作人员。这应该包括何时呼叫血液科医师（图 7-3）。

血制品输注

　　在使用 ECMO 的患者中可能存在大量失血，应该

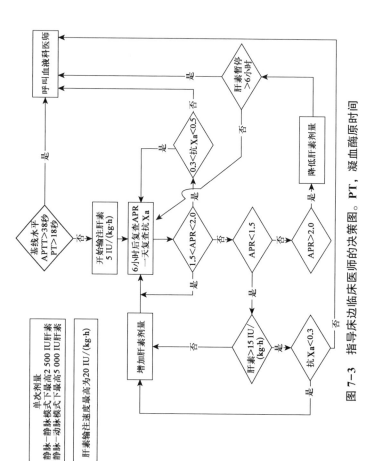

图 7-3 指导临床边临床医师的决策图。PT，凝血酶原时间

立即提供合适单位的血液及血制品。

一些患者可能存在重复输血，高达 4% 的患者将会产生红细胞抗体。这意味着相容性检测需要反复进行，通常为每隔 72 小时。抗体的出现使得需要反复抽取患者的血浆进行交叉配血来检测额外抗体的出现。

必须格外关注 Rh 阴性的育龄期女性，其常常需要血液科协助以确定是否需要输注抗 D 血浆。

血细胞计数异常

血小板减少症

许多危重症患者存在血小板减少症。非常严重的血小板减少症可能仅表现为少量出血。血小板减少症的原因可能是血小板生成减少或破坏增加。

肝脏分泌的促血小板生成素刺激血小板的生成。血小板大小相差巨大。总的来说，大的血小板较小的活性更高，在血栓形成中更有效。

血小板减少症的主要治疗措施是血小板输注。大部分血小板减少症患者在 ECMO 终止后血小板可恢复。

临床医师关于安全的血小板最低阈值的观点各不相同，范围从 $20 \times 10^9/L \sim 150 \times 10^9/L$。这种差异不仅仅局限于 ECMO 领域。

临床医师应该记录输注血小板后的血小板增量。满意的血小板增长是在血小板输注 60 分钟后至少增加 $10 \times 10^9/L$。血小板输注后增量异常往往警示临床医师 HLA 免疫的发生。

血小板中 ABO 系统抗原表达很低，但其能表达 HLA Ⅰ 类抗原。HLA Ⅰ 类抗原可发生免疫反应，导致对某一类捐献者无效，而对其他捐献者有效。输注 HLA 相匹配的血小板是可能的。

HLA 免疫可能发生在妊娠期妇女或输注过红细胞的患者，因此其可在所有患者中观察得到，即使是从没有输注过血小板者。

肝素导致的血小板减少症

肝素导致的血小板减少症（HIT）是使用肝素时罕见的并发症，可见于使用 ECMO 患者中。它是由抗体导致的，也常常见于使用普通肝素的 ECMO 患者中。只有少部分患者有血小板激活的抗体。

此诊断仍然是一个临床诊断。实验室检查有很高的阴性预测值（即你认为是 HIT，但结果显示可能性很低），但有很低的阳性预测值（即你认为不是且结果也不是 HIT）。确诊的方法需要专家评定，并只能应用于特定的领域，这造成了极大的延误。

在 ECMO 中常常使用的设备都是肝素涂层的。无肝素的 ECMO 是一个巨大的挑战，对已经诊断为 HIT 的患者基本不可能实现。

患者的预后差别很大，而且一般情况下发生 HIT 的 ECMO 患者预后很差，除非 ECMO 终止并开始无肝素治疗。应尽量减少肝素涂层的材料及原位血小板输注，只有当全身应用肝素停止之后出现危及生命的情况才考虑应用。去除肝素涂层的材料是唯一的解决方法，这将导致反应减弱。其他抗凝方式随后取而代之，因为由抗凝失衡导致血栓形成的风险更大，所以必须寻求血液科专家的建议。

ECMO 支持患者的抗凝使用肝素以外的抗凝剂是可行的，其中最主要的风险是抗凝剂的不可逆性。

导致血小板减少症的其他原因

ECMO 导致血小板减少症的原因常不明确，但一些可以被治疗，因此有必要寻求血液科专家的意见。

急性或者"慢性基础上的急性"免疫性血小板减少症可使用泼尼松龙以及静脉免疫球蛋白治疗。在输血或移植后发现的血小板减少症患者中，使用免疫球蛋白有效；较之免疫性血小板减少的患者，他们的表现往往更显著。

药物导致的血小板减少症可能是严重的，应该首先被鉴别。

血小板减少症可能同原发疾病相关，而非 ECMO 导致。血栓性血小板减少性紫癜是罕见的，并且以发热、血管内微血管病性溶血、血小板减少以及由大脑和肾脏中的透明血栓引起的肾脏及中枢系统症状（而没有肺）。脓毒症及噬血细胞综合征可能同严重的全血细胞减少一起出现。

骨髓活检可能有用，尤其是在出现血小板减少症的患者中。这在血小板减少症患者是安全的操作，即使是 ECMO 支持的患者。

在有多种血小板消耗因素的患者中，随意输注血小板常不能使血小板达到阈值。可以采用经验性输注的措施，如每 12 小时输注血小板，静脉注射免疫球蛋白或者即使在抗体阴性的患者，使用 HLA Ⅰ类配型的血小板。

血涂片中的其他改变

血液科医师在血涂片中可见到许多改变，见图 7-4。

中性粒细胞、单核细胞及淋巴细胞常常被发现，尤其是在脓毒症急性加重期。白细胞常常受所用药物的影响。

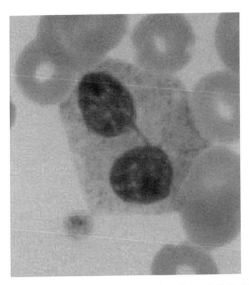

图 7-4 "可怕变形之征"：中性粒细胞的假性颗粒化现象和显著的嗜碱性粒细胞进入红细胞内表现为刺状红细胞增多，表明出现肝衰竭，并且可见有核红细胞同成熟的中性粒细胞相连接

红细胞溶解

静脉或体外溶血是 ECMO 常见的并发症。

溶血可通过检验血涂片及同时测量乳酸脱氢酶、结合珠蛋白以及血浆游离血红蛋白来监测。高水平的游离血红蛋白可能干扰实验室中测定酶水平或者凝血实验的光学仪器。

如果因为不恰当研究而不能及时识别，大量的溶血将导致贫血的发生。

应该仔细判断严重的血管内凝血，除 ECMO 之外的其他原因也应考虑到。

ECMO 相关的溶血可通过合适的回路管理以及最小血流速度的策略来减少。回路中存在多个血栓可导致溶血，更换氧合器是一种简单的解决方法。补充叶酸片可能缓解症状。

血红蛋白病患者

必须对血红蛋白病患者给予特别关注。他们只能输注 Rh 和 Kell 表型相匹配的血液制品，应进行 Rh 全基因型匹配来降低抗体形成的风险。

此外，镰状细胞病患者只能输注镰状细胞血红蛋白（HbS）阴性的血。如果之前认为不能输注，大约 10% 的镰状细胞病患者需要静脉应用免疫球蛋白和 / 或激素。在危重症需要 ECMO 支持的镰状细胞病患者，通过频繁的换血疗法来维持 HbS 水平小于 30% 是可行的。

使用 ECMO 患者的出血

在使用 ECMO 患者中，出血是引起并发症和死亡的重要因素。

微量出血（如套管周围、线插入或者胸腔引流）在使用 ECMO 患者中普遍存在。微量出血通常只需要局部按压而不需要其他干预。持续的微量出血（如颈线缝合处）如果持续几个小时未处理可导致明显的容量丢失，所以不应当置之不理。

外表可见的出血（如胸腔引流部位）应该紧急评估潜在的出血部位（如胸膜腔）。

大出血是比较少见但严重的并发症。在因呼吸衰竭而接受 ECMO 的成人患者中，有 5% 的患者出现胃肠出血，10% 的患者出现肺出血。

在使用 ECMO 患者中，不到 5% 的患者出现颅内出血，但却是最可怕的并发症。建议神经外科会诊，但是大部分患者不能耐受外科手术治疗，这不应该成为终止 ECMO 的理由。静脉-静脉 ECMO 可在仅有肝素涂层的回路而不使用其他抗凝剂的情况下持续数周，并且一些患者能完全康复。

预防出血的措施包括密切关注抗凝以及合理输注血制品。避免不必要的外科操作是预防出血的最重要的途径。

任何有创操作，不管是在手术室（如胸廓切开术）或在床边（如建立血管通路、胸腔引流术、气管切开术），包括认为微小的操作（如插鼻胃管、经食道超声心动图），都能导致明显的出血。

腰椎穿刺是禁忌证。应当避免肌内注射和静脉采血。

使用 ECMO 患者出血的管理包括使用血制品优化抗凝、药物应用和外科纠正出血原因。建议大纲见表 7-1。

表 7-1　使用 ECMO 患者的出血管理包括使用血制品优化抗凝、药物应用和外科纠正出血原因

只有小出血

　针对表浅小出血的局部措施：按压、包扎

持续的小出血

　如上措施

　纠正凝血异常：优化血小板计数（通过血小板输注，$>150 \times 10^9$/L）、INR（< 1.5 输注新鲜冰冻血浆）、纤维蛋白原（>2 g/L 使用冷沉淀）

　考虑降低肝素化的目标（如更低的 ACT、APTT 或者肝素水平的范围）。维持循环流速高于 $1 \sim 2$ L/min，降低血栓形成风险

大出血

　如上措施

　同时静脉容量复苏，纠正凝血异常和考虑外科手术

　考虑输注蛋白酶抑制剂

　如果可能纠正出血原因，出血严重或大的血肿考虑外科干预

　降低肝素的剂量［如 $5 \sim 10$ IU/（kg·h）］或无肝素

　血液科专家意见：考虑进一步检查（如血小板功能测试）

　考虑比原先计划提前终止 ECMO 来去除使用肝素的必要和袭击进一步出血

　如果 ECMO 仍需要进行下去，考虑输注凝血因子复合物（管路血栓形成风险高）

第一步是迅速评估出血的程度。大出血并出现血流动力学不稳，应立即开始容量复苏，理论上应进行交叉配血，并且可能需要早期的手术干预。

持续的出血应该促进进一步输血治疗，尽管血小板计数、凝血指标的已优化纠正并进行必要的手术治疗。

还没有临床证据显示在 ECMO 出血患者的管理中使用特定的药物，也没有任何报道支持某种特定的药物。

赖氨酸类似物如氨甲环酸及氨基己酸在纤维蛋白溶解的病例中被证实有效。在 ECMO 患者中突然发生的纤维蛋白溶解有时可通过更换氧合器纠正。最可能的原因是在氧合器纤维中形成小的血栓而导致纤溶过程持续激活。

正如在心胸外科手术患者中观察到的那样，输注重组因子Ⅶa 是可行的，但是可导致更高的发病率。

外科干预对清除持续刺激纤维蛋白溶解的大血肿非常有必要。手术应该由合适的、有经验的医师来操作，术中应仔细止血。对于难控制的出血，良好包扎后准备再次手术非常有必要，这预留了时间来纠正凝血异常、低体温及酸中毒。

本章要点

- 肝素是 ECMO 患者中主要使用的抗凝剂。
- 肝素使用的最佳剂量仍不得而知。
- 在 ECMO 患者中，应联合使用血液学试验，且在许多情况下需要血液科会诊。

（吴　静　瞿洪平　译）

拓展阅读

Murphy DA, Hockings LE, Andrews RK, *et al.* (2015). Extracorporeal membrane oxygenation-hemostatic complications. *Transfusion Medicine Reviews*, 29, 90–101.

第**8**章

静脉-静脉ECMO支持患者的管理

引　言

　　静脉-静脉ECMO通过气体交换对呼吸衰竭进行支持，不直接影响患者的心血管系统。

　　静脉-静脉ECMO可以简单地理解为血液从静脉系统引流，然后重新回到静脉系统的过程。如果血液循环通过一个氧合器，气体交换就会发生。如果没有氧合器（或者没有气流通过氧合器），血液将只是以原先引流出的状态回输（没有热交换器的情况下可能温度会稍低）。全血容量（包括通过ECMO循环的部分）由心脏泵入肺和全身循环。

　　静脉-静脉ECMO通常在严重急性呼吸衰竭的情况下使用。它帮助改善氧合和二氧化碳清除，并且能够让更安全的机械通气策略得以实施。称之为"保护性"通气不够准确（任何正压通气都被认为会导致肺损伤），而应该叫作"最小肺损伤通气"。静脉-静脉ECMO如果维持得当，可以运转很长时间，在此期间，临床医师要尽快明确病因并实施相应的治疗。接受静脉-静脉 ECMO 的患者常常合并肺外其他器官衰竭，因而需要高级别的重症监护支持（如急性肾衰竭）。

静脉-静脉 ECMO 患者的日常管理包括重症患者的常规以及一些特殊项目。本章将讨论这些内容。ECMO 患者的治疗流程需纳入培训体系中。静脉-静脉 ECMO 患者的监护已经在第 4 章讨论。

静脉-静脉 ECMO 运转管理

ECMO 血管通路最好在手术室建立，有不同的路径组合可以选择。选择取决于一旦静脉-静脉 ECMO 支持开始，如何快速改变通气，同时要考虑其他治疗措施所需的通路。

静脉-静脉 ECMO 建立后肺通气策略可以立即改变，目的是用较低的气道压力水平进行较小肺损伤的机械通气。许多文献可供参考，但多数临床医师赞同有计划地运用标准设置（表 8-1）。静脉-静脉 ECMO 循环在二氧化碳交换方面非常有效。尽管未经证实，但缓慢降低患者二氧化碳分压对避免过度的血管活性反应还是有意义的：先使用较低的气体流量（如 2 L/min），然后慢慢提高通气流量（如第一个小时内），就能轻易达到上述效果。由于氧气的转运受制于其他因素，低水平的通气流量通常不会影响氧合（只要在通气气体中氧气是 100%）。在静脉-静脉 ECMO 中通气气体中激活氧的比例一直是 100%。在前面章节解释过，在静脉-静脉 ECMO 支持的患者中，氧合情况取决于循环中的血流量以及患者的心输出量。

表 8-1　静脉-静脉 ECMO 患者机械通气标准参数设置举例

气道峰压 < 25 cmH$_2$O（严格地限制在 30 cmH$_2$O 以下）
潮气量 ≤ 6 mL/kg
PEEP 10 cmH$_2$O
呼吸频率 10 次 / 分
FiO$_2$ 30%～50%
吸呼比 1 : 2
在压力和容量参数范围内允许自主呼吸

等待静脉-静脉 ECMO 的重症患者常常要大剂量的正性肌力药和其他血管活性药物来维持血流动力学稳定（这经常被错误地解读为考虑静脉-动脉支持的理由）。这类病情恶化往往是由高气道压、胸膜腔内压、低氧、大剂量镇静药物、高二氧化碳血症和严重的酸中毒所致，因此这些药物的输注速度可以（而且必须）快速降低。

一些学者提倡 ECMO 患者红细胞输注，因为血氧含量会被血红蛋白浓度限制，额外的红细胞能够提高携氧能力。也有学者提倡 ECMO 患者和其他重症患者一样采取严格的液体管理策略。采用开放液体管理策略的原因是静脉-静脉 ECMO 很少能够把患者血氧分压提高到正常生理水平，虽然氧分压低至 6 kPa 是可以接受的。因此，许多医师在早期支持中会给患者输注红细胞。通过红细胞输注提高渗透压，可能会给出现 ECMO 相关 SIRS 反应的重症患者带来好处。

尽管有足够的血流通过 ECMO 循环，患者血氧分压可能仍然很低，或许是相应组织没有足够的血流灌注（特别是体重超过 100 kg 的患者），或者是过高的心输出量导致只有小部分循环血量通过 ECMO 循环。解决办法包括：① 置入另外一根引流管路来提高通过 ECMO 循环的流量，注意回流管路要能够适应提高的流量和压力；② 减少氧耗（例如，用 ECMO 循环中的热交换器降低患者的体温），或者减少心输出量（可以考虑 β 受体阻滞剂，但其对于整体生理的影响还是要考虑）（请注意双腔管路相对于普通引流管有合适的引流管腔大小，因此，为了提高流量，增加的额外管路对双腔管路影响有限）。

如果静脉血是高度去饱和的，可以考虑循环中加入第二个氧合器。尽管技术上有难度，但确实可以增加血液通过氧合器的时间，提高膜后氧分压。

ECMO 稳定运转后，患者就可以进行各种无创检查来明确病因，从而纠正呼吸衰竭。

静脉–静脉 ECMO 的氧合

静脉–静脉 ECMO 支持的时候，ECMO 循环中完全氧合的血混合了未经 ECMO 循环的右心房静脉血，进入右心室和肺动脉。全身动脉血氧合情况取决于氧合的 ECMO 血流和未氧合静脉回流血的比例、肺功能、氧耗、ECMO 回路中再循环量以及氧合器的效率。

如第 4 章描述，静脉–静脉 ECMO 再循环指回流管路中氧合的血直接流入 ECMO 循环的引流管中，这样部分血液没有经过肺和体循环。再循环可以通过 ECMO 循环中膜前引流通路高度氧合血识别，而且经常能看到引流通路里未氧合的血流中有亮红色氧合过的血。再循环血流分数随着 ECMO 流量的提高而增加。在较高 ECMO 流量的情况下，提高流量使更多氧合血进入肺动脉的益处就会被更多的再循环所抵消。在这种情况下，降低泵速反而能提高氧合。再循环多见于错误的 ECMO 管路放置（两根管路尖端的距离小于 10 cm）、低心输出量、低血管内（尤其是右心房）容量。

ECMO 血流量初始设定到最大流量，通常是 5 L/min，注意 ECMO 循环中引流通路不要出现过度的负压。通气气体可以保持纯氧，这样，氧合情况可以通过调节循环血流量来控制，而不用改变呼吸机上的氧浓度或 PEEP 参数。通常血中氧分压大于 6 kPa（50 mmHg）和氧饱和度大于 85% 就足够了，偶尔更低也是可以接受的。

在静脉-静脉 ECMO 时低氧血症需要如表 8-2 所示进行评估和管理。

表 8-2 静脉-静脉 ECMO 时低氧血症的评估和管理

问 题	原 因
循环流量减少或丢失	低血容量，管路弯折，大血栓堵塞管路、氧合器，管路移位，心脏填塞，气胸
膜后血液未充分氧合	氧合器失效，通气气体意外中断
再循环增加	ECMO 循环流量过高，不合适的管路位置，低心输出量，低血容量
心输出量增加	脓毒症，正性肌力药物治疗
氧耗增加	镇静不充分，癫痫，发热
新发或恶化的肺部问题	气管插管位置不佳（支气管位置或意外拔管），气胸，节段性肺萎陷，实变加重，肺水肿，血胸，肺出血

管理

　治疗原发病（见上述）

　保证通气气体是纯氧

　提高 ECMO 流量；如果怀疑再循环，降低流量可能改善全身
氧合情况

　暂时提高呼吸机氧浓度

　考虑辅助措施，如俯卧位通气、一氧化氮吸入

　通过降低体温和（或）药物麻醉

　如果前负荷合适、管路正确，但流量不够，考虑额外的 ECMO
通路

　在特殊情况下容许较低的低目标值（如氧分压 6 kPa，氧饱和
度 85%）

　为提高氧输送，考虑输注红细胞

　考虑增加第二个氧合器

静脉-静脉 ECMO 患者的呼吸机管理

　　急性肺损伤的患者使用 ECMO 后能够降低呼吸机
带来的影响，这是 ECMO 带来的益处之一。

　　降低潮气量和气道压可减少呼吸机相关肺损伤。
由于气体交换几乎完全由 ECMO 进行，可以降低呼吸
机参数进行小潮气量肺损伤通气策略，这就是所谓的
"保护性"通气。多数患者可以应用低于 6 mL/kg（理
想体重）的潮气量和小于 25 cmH$_2$O 的平均气道压。

　　完全停用机械通气是可以的。在某些情况下，这
是唯一可行的选择（如大量肺出血）。停止机械通气是

否优于小潮气量机械通气还不是很清楚。

特定患者在静脉-静脉 ECMO 支持的时候可以被唤醒、脱机拔管和保留自主呼吸（调节通过氧合器的通气流量可以将呼吸支持减少，甚至停用。一些患者可以被唤醒、讲话，但不呼吸）。

高频震荡通气是进行肺"保护性"通气可供选择的措施，对于严重气压伤的 ECMO 患者可能有帮助。在这种情况下，超肺保护性通气策略可以通过低平均气道压力的高频震荡通气实施。

潮气量和吸气峰压

6 mL/kg 的潮气量仅仅是急性呼吸窘迫综合征临床研究网络（ARDSNet）推荐，并被证实优于更高的潮气量。实际上，病态的肺组织可能不匹配 6 mL/kg 的潮气量。

特定的最大峰压是另外的安全措施，理想情况下，选择的压力应该低于压力容量曲线中上拐点（高于此点，压力迅速升高但潮气量没有增加）。

胸膜腔内压理论上更重要，许多办法可以实施。实际上，限制气道峰压最大值在 30 cmH$_2$O 可能是对的。大多数的患者可以应用低于 25 cmH$_2$O 的气道峰压。

呼气末正压（PEEP）

最佳的 PEEP 能够避免肺泡塌陷和降低肺泡应力，并且不会影响患者血流动力稳定。

压力容积曲线对确定最佳 PEEP 有所帮助，但它的解读很复杂，要考虑到肺迟滞。还要考虑肺本身不均质的因素，病理情况下更是如此。

有气道痉挛的患者呼出气流受限，会产生相应的内源性 PEEP。

呼吸机模式

压力控制模式对于肺损伤的患者是最合适的模式，严格限定峰压的容量控制模式也可以减少机械通气相关性肺损伤。

自主呼吸模式可以应用于清醒的患者。值得注意的是，有严重肺损伤的清醒患者由于气促常常显得呼吸窘迫。气促不都是呼吸窘迫的征象，因为小的肺活量会导致牵张感受器较早触发，出现代偿性的高呼吸频率。

机械通气的辅助治疗

液体管理

一旦静脉–静脉 ECMO 开始启动，就应该减轻容量负荷，改善呼吸力学和肺气体交换。

因为原发病和体外管路刺激强烈的炎症反应，减轻容量负荷在 ECMO 支持的最初几小时比较困难。但是在急性炎症反应控制、病情稳定后要确保执行。

气管切开

不论经皮穿刺还是手术实施气管切开，都可以提供更安全的气道，便于减少镇静、提高舒适度，最终帮助脱机拔管。

然而，气管切开有大出血的风险，因此每个患者都要评估。早期气管切开没有被证实能提高生存率。

在特定患者中，气管拔管（戴或不戴无创呼吸机）可以考虑，这可以减少口咽插管的风险，增强交流能力和帮助康复的依从性。

俯卧位通气

静脉-静脉 ECMO 的成年患者可以考虑进行俯卧位通气。只要特别注意管路安全，保证所有受压部分进行良好的保护，就能够安全、有效地进行。

除了提高通气血流比，它还有利于痰液引流、减少右心室前负荷和呼吸机相关性肺损伤。

一氧化氮吸入

一氧化氮吸入是通过提高通气血流比、降低肺血管阻力来改善急性肺损伤患者的氧合。临床研究没有证实其对死亡率有影响，因而在静脉–静脉 ECMO 患者中不做推荐。

本章要点

- 静脉–静脉 ECMO 允许气体在静脉血中交换。
- 最小肺损伤通气策略是有益的。
- 静脉–静脉 ECMO 的患者可以脱机拔管和自主呼吸。

（张　伟　王瑞兰　译）

拓展阅读

Acute Respiratory Distress Syndrome Network (ARDSNet). (2000). Ventilation with lower tidal volumes as compared with traditional tidal volumes for acute lung injury and the acute respiratory distress syndrome. *New England Journal of Medicine*, 342, 1301–1308.

第 **9** 章

静脉－动脉 ECMO 支持患者的管理：总则

引　言

静脉－动脉 ECMO 可以进行气体交换，将血从静脉泵入动脉。它可以用来支持呼吸衰竭和心脏衰竭的患者。

静脉－动脉 ECMO 通过给重要器官灌注氧合的血流而稳定患者病情。在静脉－动脉 ECMO，ECMO 和心脏都将血泵入全身。

如果气体没有通过氧合器，未氧合的静脉血将被泵入动脉循环，造成动脉－静脉短路。

静脉－动脉 ECMO 要持续运作，直到医疗团队制定出最佳治疗方案并实施。两个循环同时进行让静脉－动脉 ECMO 患者的管理比静脉－静脉 ECMO 更加复杂，并且出现更多的并发症。

静脉－动脉 ECMO 的患者常常合并有其他器官衰竭，需要良好的重症支持。静脉－动脉 ECMO 患者的日常管理同重症患者一样，但增加了一些特殊项目。本章将讨论这些内容。

ECMO 患者的治疗流程需纳入培训体系中。

静脉–动脉 ECMO 患者的监护已经在第 4 章讨论。

静脉–动脉 ECMO 运转管理

ECMO 通路最好在手术室建立。有不同的路径组合可以选择。

外周置管可以经皮而不需要手术完成。中心或者直接血管切开置管需要手术完成。

静脉–动脉 ECMO 支持开始后，药物使用可以很快调整。正性肌力药物和其他血管活性药物常常能减少使用量。

保证心脏持续泵血，以避免心腔内血栓形成是很重要的。保持肺血流也可能防止肺内血栓形成。心室射血功能消失会导致心脏膨大，降低心脏恢复的可能性。

静脉–动脉 ECMO 建立后，肺机械通气仍要注意。和静脉–静脉 ECMO 相同的最小肺损伤通气策略也要应用（详见第 8 章）。保证肺部仍旧提供气体交换是有必要的，因为血流通过肺部氧合（同时清除二氧化

碳)，避免混合的低氧血输送到一些组织去（如冠状动脉)。机械通气参数改变会影响静脉回流、心输出量以及 ECMO 流量。

ECMO 稳定运转后，患者就可以进行各种无创的检查来明确病因，决定后续治疗。

静脉-动脉 ECMO 的氧合

在静脉-动脉 ECMO 支持的时候，氧合的血液从 ECMO 循环进入动脉循环。

进入动脉系统时的氧分压是和膜后相同的，因此调节经过氧合器的气体氧浓度是很重要的。

从 ECMO 循环回来的血将和心脏泵出的血混合。在静脉-动脉 ECMO，这将在升主动脉发生或者 ECMO 血回输到任何外周动脉的地方发生。这样在不同的组织就有不同的氧浓度。动脉血气最好取自右桡动脉，因为当 ECMO 血从股动脉回输的时候，它是可采集的最远的动脉血。

体循环动脉氧合情况取决于自身和 ECMO 循环供血比例、ECMO 血流、未氧合的静脉回流、肺功能、氧耗以及氧合器效率。

静脉–动脉 ECMO 的辅助治疗

腿部再灌注

在外周 ECMO 的病例中，再置入一根远端灌注导管是不可或缺的。这部分内容在第 6 章描述过。

液体管理

去除过多容量负荷改善呼吸力学和肺气体交换，但要和保持心脏射血、避免过度扩张这一需求相平衡。

气管切开

不论经皮还是手术实施的气管切开，都可以提供一个更安全的气道、便于减少镇静、提高舒适度，最终帮助脱机拔管。

但是气管切开增加大出血的风险，因此每个患者都要评估。早期气管切开没有被证实能提高生存率。

静脉–动脉 ECMO 支持的患者唤醒和脱机拔管常常是可行的，但也有争议。

正性肌力药物

正性肌力药物用于保证心脏持续泵血。但没有证据表明有利于预后。

主动脉内球囊反搏

主动脉内球囊反搏可以在静脉–动脉 ECMO 开始之前放置，然后继续使用。在静脉–动脉 ECMO 开始之后，可以通过放置主动脉内球囊反搏来帮助心脏射血。

心室引流

如果心脏功能很差，没有射血，心室引流的手术是有必要的。这样可以防止心腔过度膨大、血流瘀滞和血栓形成。血液直接引流到 ECMO 循环中的引流端。额外的管路增加意外断开或管路移位的风险。

另一种解决不射血心脏的办法是将外周的静脉–动脉 ECMO 转为中心置管布局。中心静脉–动脉 ECMO 的血流方向不会增加后负荷，手术引流可开胸直视下插管。

本章要点

- 静脉–动脉 ECMO 患者的管理是很复杂的。
- 静脉–动脉 ECMO 只是桥接其他办法或恢复手段时的暂时性治疗措施。

（张　伟　王瑞兰　译）

拓展阅读

[1] Pellegrino V, Hockings LE, Davies A. (2014). Veno-arterial extracorporeal membrane oxygenation for adult cardiovascular failure. *Current Opinion in Critical Care*, 20, 484−492.

[2] Soleimani B, Pae WE. (2012). Management of left ventricular distension during peripheral extracorporeal membrane oxygenation for cardiogenic shock. *Perfusion*, 27, 326−331.

第 **10** 章

患者转运

随着 ECMO 的发展，其紧凑的机器结构及简易的管路使得转运患者相对更容易。然而，转运过程仍然存在风险，包括管路脱落、机器停转和出血。

很多 ECMO 支持的患者需要转运。转运可以发生于院内，如转运至手术室或 CT 室；也会发生于院外，如转运至大的 ECMO 中心。已获 ECMO 支持的患者，生命体征稳定的前提下在不同医院之间的转运已成为可能。

一些国家和地区为了提供安全和高效的 ECMO 转运，基于小数量高容量中心成立了协作网络。清晰的指南和良好的团队沟通可以降低转运风险。所有转运必须精心准备，尤其是训练有素的工作人员及避免潜在不良事件的计划安排。

计 划

所有 ECMO 患者的转运均需制订计划。必须有详细的文件记录，准备核对清单也颇有必要。

　　所有转运应当在患者平稳后进行，这需要时间。所有管路应当牢固固定。不要中断重要药物的使用，注射器必须准备充分。转运途中要准备充分的药物和液体，并在合适时间予以使用。

　　转运之前仔细检查急救设备。所有电池应当充满电，并在随时备用（电源线应伴随患者）。

转 运 团 队

　　不同转运中心 ECMO 转运团队人员组成各有差异。团队应由接受过危重患者转运培训的 ICU 医师领导。团队成员应该熟悉 ECMO 回路并接受过空气栓塞或管路泄露等并发症处理培训。

　　转运尚未获得 ECMO 支持的患者，团队的领导医师应具有放置导管和开始 ECMO 支持的经验。

　　团队领导负责团队人员和患者的安全，并确保团队人员之间的有效沟通以降低风险。

　　ECMO 中心的协调至关重要，必须确保所有环节运作顺利，包括为团队的返回做好装备。

转 运 设 备

ECMO 患者的转运需要很多专用设备。通常这些患者还使用呼吸机、多种监测设备、多个输液泵和相关血管通路。这些都对生命至关重要，必须保证安全使用。

患者可以在重症监护床上转移，床需进行相应修改以适应以上设备以及 ECMO 设备组件和所需的气体钢瓶。

可以通过改装推车以容纳 ECMO 主机，氧合器和回路（图 10-1）。较新的 ECMO 设备通常具有专门设计的转运手推车，可固定主机、泵头、氧合器和氧气瓶。需要考虑转运时有可能增加的额外重量，因为这

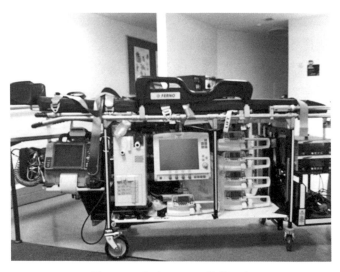

图 10-1　包含 ECMO 的转运车

可能限制手推车可以支撑的患者重量。

皮肤损伤风险高的患者需要合适的床垫。

必须配有备用设备以防意外故障。包括电控或者手工驱动的备用泵、备用氧合器和管路。

其他复苏设备如吸引器、除颤仪也是必备的。

转运过程中，必须有充足的电力和氧气供应。转运车辆要有足够的气源和备用电力。转运车辆上所有设备均要妥善固定以避免员工和患者受伤。

当计划在外院置管和开始 ECMO 时，团队要有足够的设备，包括各种型号的管路。所有设备应随时准备好，使用核对清单以确保没有任何遗漏。团队应当配备核对清单。置管前可使用世界卫生组织的置管清单。

转运期间的护理

转运过程中应监测患者的生命体征。包括心率和心律、血压、氧饱和度、呼气末二氧化碳、体温和瞳孔反射。

必须监测 ECMO 管路，包括管路压力、气体及泵流量。定期记录所有观察结果。要配备便携式设备以在长途转运中监测血气和凝血指标。

航 空 转 运

航空转运的优势在于快捷。这在一些国家至关重要。空中转运比公路转运更昂贵，直升机通常是最昂贵的转移形式。航空转运的员工需要特殊培训。

空中转运需要后勤组织，如果转运过程必须小于2小时，那么空中转运是不切实际的：因为空中转运通常需要在多个车辆之间进行转移。很少有医院有简易机场，但许多医院附近有直升机停机坪。

飞机空间通常是有限的，有些 ECMO 患者可能无法穿过门或进入飞机舱。航空转运时应当配备压力袋，因为舱内空间有限，很难通过重力输液而必须使用压力袋。飞机空中加速、减速和频繁颠簸都会干扰患者、设备和输液，需注意预防。随着飞机海拔升高，气体会膨胀，这会影响气胸等患者和 ECMO 回路。航空转运时需要用生理盐水填充气管插管球囊，以避免球囊过度充气和气管损伤。应清空肺动脉导管的球囊。此外，飞行高度将影响 ECMO 膜的气体交换能力。

如果使用直升机，噪声水平非常高，导致无法进行听诊以及无法听到监控设备的声音。

在飞行过程中，没有专门设备团队成员无法进行对话，所有患者也应该戴耳塞。

团队的安全是至关重要的，如果飞行员认为不合适，就不要进行飞行尝试。

本章要点

- 转移 ECMO 患者过程中必须确保重症监护支持的连续性。
- 转移 ECMO 患者存在风险，故需要周密安排和有效沟通。
- 可以通过航空转运 ECMO 患者，但是有空间狭窄等弊端，需积极准备。

（田　锐　王瑞兰　译）

拓展阅读

[1] Biscotti M, Agerstrand C, Abrams D, *et al.* (2015). One hundred transports on extracorporeal support to an extracorporeal membrane oxygenation center. *Annals of Thoracic Surgery*, 100, 34–39.

[2] Intensive Care Society. (2011). *Guidelines for the Transport of the Critically Ill Adult*, 3rd edn. London: Intensive Care Society.

第 **11** 章

ECMO 的撤机

引　言

患者最终需要撤除 ECMO。我们的目标是尽早撤除 ECMO。

在静脉-静脉 ECMO 中，医师等待肺部功能恢复，每天都要评估是否可以撤除 ECMO。临床医师非常难预测患者的残余生理储备。静脉-静脉 ECMO 支持患者尤其是这样。少数患者可能永远无法撤机，只能等待肺移植。

静脉-动脉 ECMO 常常为临床团队提供时间来寻找最佳治疗策略。它可用于支持以等待患者恢复，但通常用来稳定患者，以创造条件进行其他形式的治疗或支持。

静脉-静脉 ECMO 的撤机

评估患者是否可以撤离 ECMO 的简单测试是将氧

供气流（gas sweep）与氧合器断开（注意：这绝不能在静脉-动脉 ECMO 中进行）。这样，所有气体交换都只由患者完成。血液将简单地通过 ECMO 回路循环，除了对其组件的机械应力之外没有其他作用。对已恢复的患者而言，没有氧供气流的静脉-静脉 ECMO 可以持续数小时而无任何影响，也可以通过"轻松连接"重新启动氧供气流。令人惊讶的是，尽管临床团队认为一些患者病情太严重，但患者仍能通过撤机试验。

以下指标的改善提示患者病情的改善：肺顺应性（根据呼吸机测量的潮气量和压力估算）、放射学表现、气体交换和实验室参数。

一些临床医师不倡导这种撤机方式，而有些医师则主张渐进式撤机。这类似于患者呼吸机撤机的讨论与分歧，各中心之间的经验会有所不同。

在治疗患者时，需要不断对流量和氧供进行调整以满足生理目标。当患者自身的氧合作用改善（肺功能改善或心输出量增加）时，ECMO 流量将减少。氧供气流受诸多因素的影响，认为它是患者状态进展的标志的理念是错误的。以下为管理泵和尽可能使用较低的设置参数（图 11-1）。

若患者得到充分的支持并且肺功能完全恢复则可以撤除 ECMO。

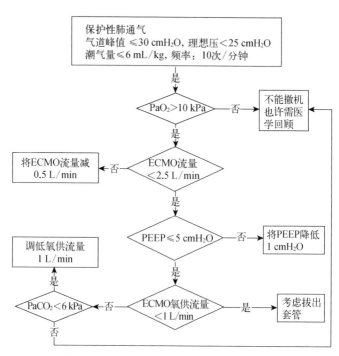

图 11-1 静脉-静脉 ECMO 撤呼吸机流程。此一例为撤呼吸机流程，用于减低静脉-静脉 ECMO 患者的呼吸机支持水平

静脉-动脉 ECMO 的撤机

静脉-动脉 ECMO 患者撤机通常是复杂的，除非它只是过渡到其他形式的机械支持。

如果患者心脏功能完全康复，很明显患者自身和

ECMO 两个循环会竞争。这时可以将患者送入手术室，在直视下移除动脉插管（虽可以非直视下拔除经皮套管，但是不安全）。

如果不确定心脏是否恢复到足以撤机，需要采用与过去体外循环相似的措施，这需要专家团队来完成。

与体外循环相比，静脉-动脉 ECMO 的一个关键区别是，当遇到患者可能无法恢复或需要长期支持时，可尝试撤机。

目前已经提出了各种 ECMO 撤机方案，并且有指标作为撤机标准，但任何指标不能取代经验丰富的心脏外科团队的判断。

临 终 关 怀

接受 ECMO 治疗的患者死亡率仍然很高，临床医师通常不得不处理和面对生命的终结。

处理和面对可能是异常棘手的，在机器运转下患者可维持存活，但又无进一步的支持和治疗方法。患者可能完全清醒并有意识。对患者家属、他们的家人和工作人员的关心支持是必要的。

ECMO 团队与患者家属之间持续有效的沟通、平衡恢复概率和死亡估计是准备终结治疗时做出艰难决定的关键。专业关怀治疗师和护士的参与非常重要。

许多患者可能先前有器官捐献愿望。应该讨论潜在器官和/或组织捐献的机会。可根据当地相关指南进行实践。

本章要点

● 遵守相关准则来撤除静脉-静脉 ECMO。

● 在静脉-静脉 ECMO 中，中断氧供是验证患者是否仍需要 ECMO 支持的很好的方法。

● 禁止在静脉-动脉 ECMO 中断氧供气流。

● 静脉-动脉 ECMO 的撤除有时容易，有时复杂而不确定。

（张 伟 田 锐 王瑞兰 译）

拓展阅读

[1] Cui WW, Ramsey JG. (2015). Pharmacologic approaches to weaning from cardiopulmonary bypass and extracorporeal membrane oxygenation. *Best Practice and Research Clinical Anaesthesiology*, 29, 257–270.

[2] Licker M, Diaper J, Cartier V, *et al.* (2012). Clinical review: management of weaning from cardiopulmonary bypass after cardiac surgery. *Annals of Cardiac Anaesthesia*, 15, 206–223.

第12章

ECMO 支持的患者重症监护管理细节

所有重症监护管理原则都适用于 ECMO 支持患者，本章将讨论一些特殊要点。

镇痛与镇静

大多数患者需要深度镇静，甚至在 ECMO 起始时需要充分镇静、镇痛。已使用肌松剂患者应尽早停药。ECMO 运转后，药物分布容积发生改变，不需要持续镇静，应该尽早停止。然而，大多数患者需要镇静数日，以度过多器官功能障碍及强烈的炎症反应阶段。大多数药物的药代动力学和生物利用度有改变，但对细节知之甚少（参见本章"药理学和 ECMO"部分）。

必须给予滴定式持续镇痛以保证患者无痛、舒适并利于护理。ECMO 患者每日唤醒很容易实施，中断镇静可以评估神经功能。这在有神经损伤和颅内出血的患者中尤为重要。

ECMO 期间机械通气和
血流动力学支持

本书其他章节会有讨论。

肾功能与 ECMO

AKI 在 ECMO 支持患者中非常常见，约 50% 的患者需要肾脏替代疗法（RRT）。RRT 的需要可能与肾灌注不足或肾脏直接受损有关。这可能与脓毒症、呼吸衰竭、心力衰竭、高剂量血管活性药物有关。如果损伤是暂时的，肾脏可以完全恢复。对于非常危重的患者，肾脏替代疗法可用于管理体液平衡。

ECMO 支持的患者 RRT 的适应证与其他重症患者相同，包括严重酸中毒（pH < 7.25），其他治疗无效的高钾血症、肺水肿、尿毒症等。ECMO 支持的患者 RRT 治疗时机同其他危重患者，其最佳时机没有达成共识。

ECMO 对肾功能的影响

快速血流动力学改变影响肾血流量可能导致缺血或引发再灌注肾损伤，导致 AKI 发生。

表 12-1 列出了使用 ECMO 期间 AKI 的可能原因。

表 12-1　使用 ECMO 期间 AKI 的可能原因

无脉性动脉血流（静脉-动脉 ECMO）
炎症反应
高凝状态
大量输血

使用 ECMO 过程中常见对治疗无反应的高动脉血压患者，治疗机制尚不清楚，但可能是多因素的。促成因素包括液体潴留、血浆一氧化氮水平下降、血液中的药物和肾素-血管紧张素系统变化。

ECMO 支持的患者 RRT 的适应证

ECMO 与 RRT 联合有以下好处：它可以优化液体平衡，防止液体超载减少炎症反应。大多数 ECMO 支持的患者都会因为生化因素导致肾功能衰竭或需要控制液体平衡而开始 RRT。及时管理液体对挽救生命是至关重要的，但液体过量对预后会产生负面影响。患者通常在 ECMO 起始时不耐受明显的液体清除，可能是由于由炎症引起的强烈毛细血管渗漏反应。经过不断提升流速，促进心 / 肺功能恢复。

如果 RRT 滤过率过高会影响 ECMO 的血流，RRT 患者血管内流量下降可能出现肾前性氮质血症，随后出现 AKI 及 ECMO 支持时间的延长。我们通常提倡在 24 小时内最多移除 2 L 液体（体重 70 kg），逐渐恢复至发病前体重。需要根据患者的病情对液体进行管理。

EMCO 期间 RRT 的方法

肾脏替代疗法可以连续进行腹膜透析。可以相对低效地清除电解质和废物，但可能出现腹腔内出血。

RRT 的血管内通路可以通过单独的中心静脉导管实现。一旦 ECMO 撤离，RRT 仍可继续。

将血液过滤器引入 ECMO 回路也是可行的。过滤器入口连接于泵后，血液可以在其他接口回流。该系统提供缓慢的连续超滤，技术简单、花费少，且只需要比传统机器更小的血容量。同时存在监控错误报警、音量过大及滤过器失效的风险。通过连接 ECMO 环路来连接 CRRT 是可行的（图 12-1）。在血管条件差的患者中比较适宜，这也是某些中心的首选方法。一种选择是将 RRT 设备连接到氧合器的入口端和出口端。RRT 的入口端接入氧合器后 ECMO 导管动脉端，出口接入 CEMO 氧合器之前，系统回血至氧合器。

RRT 循环可能需要重新配置引流端和回流端压力，机器安全机制可能不允许使用高压力系统。连接和断开连接 ECMO 回路增加了空气进入、泄漏和感染的风

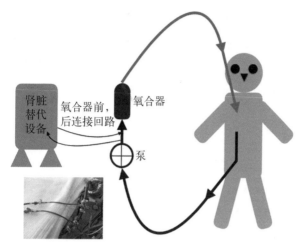

图 12-1　肾脏替代设备连接 ECMO

险。空气可以从 ECMO 回路中任何留置的管路连接处进入。将 RRT 设备连接到 ECMO 回路允许使用所有的模式，包括连续静脉-静脉血液滤过、连续性静脉-静脉血液透析和连续静脉-静脉血液透析滤过。将 RRT 的回血管连接在氧合器之前，空气和血栓可以在氧合器中滤过，避免将其混合到已经氧合的 ECMO 回路中。连接一个完整的 RRT 系统可以准确监控任何滤过方式，改善液体平衡，并保持恒定的血液流过过滤器。最后，过滤器可以轻松更换而不会中断 ECMO 血流。

　　RRT 治疗时可以将 RRT 装置接在泵前，但这种负压增加了溶血和微栓塞风险。在连接 / 断开连接时很可能发生空气栓塞。可以使用独立的血管通路以减少对 ECMO 血流的影响，在抗凝患者中留置粗大导管增加出血风险。所有颈部大血管置管均会导致脑静脉回流障碍。即使不是直接与 ECMO 导管连接，RRT 导管及静脉导管也很容易引起空气栓塞。

RRT 与 ECMO 的抗凝

ECMO 支持的患者使用的抗凝药物就足够防止 RRT 回路中形成血栓。额外的抗凝治疗并不常规使用。

如果仅予 ECMO 支持而没有系统性抗凝，RRT 回路有很高的闭塞风险（RRT 比 ECMO 回路的血流量要低得多），RRT 回路中额外给予抗凝剂是可能的（如枸橼酸抗凝）。

血浆置换

血浆置换术可以在使用 ECMO 期间轻松进行，使用兼容的 RRT 机器并将其连接到如上所述的 ECMO 回路中。

Sepsis 与 ECMO

难治性感染性休克期间的 ECMO

成年患者的感染性休克通常伴有全身血管阻力下

降和难治性低血压，而心输出量尚可。这种分布性休克与微血管的血流分布不均有关，静脉-动脉 ECMO 对它的恢复没什么价值。但在儿童患者中有着明显不同。儿童严重脓毒症及脓毒症休克国际指南建议：对所有常规治疗无反应的患者可考虑静脉-动脉 ECMO 治疗。ECMO 的有效性可能在于除了分布异常外，尚存在心源性因素引起的休克。

院内感染与 ECMO

对 ECMO 支持的患者的院内感染有一个很长的定义：ECMO 开始前没有感染，但在 ECMO 使用超过 24 小时后发生，或在 ECMO 撤除后 48 小时内，检测到与 ECMO 开始前 7 日内不同的致病菌。

患者感染的风险显著增加，由于存在很多辅助装置。前期感染及炎症反应激活，经常导致机体相对免疫抑制的状态，从而导致二次打击。ECMO 医院感染是仅次于出血的第二大常见并发症，2/3 的患者会发生。呼吸机相关性肺炎和血液感染是最常见的原因，其次是通过手术伤口、尿路感染和插管相关感染。最常见的生物包括凝固酶阴性葡萄球菌、铜绿假单胞菌、金黄色葡萄球菌和白念珠菌、肠杆菌克雷伯菌，肠球菌和大肠杆菌也是可能的致病菌。静脉-静脉 ECMO

支持时间延长、患者有自身免疫性疾病等，医院感染的风险也会增加。

所有重症监护减少医院感染风险对 ECMO 支持的患者院内感染都是可用的。抬高床头、预防和治疗逆行感染的措施应严格遵守。去除不必要的导管，对留置导管进行严格的无菌技术管理。

强烈的炎症反应与本来的脓毒症反应类似，新获得感染的诊断也具有挑战性。血液的温度与回路加温器有缘，发热很容易判断，体格检查和影像学检查可能很难解释。临床上的细微变化如组织不良灌注、酸中毒、尿量减少和转氨酶升高，都与败血症表现相同。尽早进行血液、尿液和气道分泌物培养，是诊断继发性感染的重要参考。

抗生素治疗

良好的抗生素管理原则适用于所有重症患者，包括初始治疗、监控，必要时降阶梯并根据当地指南和专家意见进行调整治疗。感染的治疗与非 ECMO 支持的患者应遵循相同的原则。分布容量增加和药物受损清除可能会影响抗生素的剂量，可能情况下可以监测血清药物浓度。

尽管有大约 1/3 的患者未得到明确的微生物证据，

但大多数急性严重呼吸衰竭的患者，是由细菌或病毒性肺炎引起，重症肺炎的抗生素治疗应该是先广谱，有明确的微生物学诊断后进行针对性治疗。需要根据国家和当地抗生素耐药性情况，指导初始和后续治疗。

通常的做法是单剂量给药预防性 ECMO 导管感染，发生感染后拔除导管，但目前支持的证据有限。

药理学与 ECMO

有效治疗原发病及随后的并发症才能治愈这些 ECMO 支持的患者。

药物的药代动力学可能会发生改变，因为分布容量增加且药物清除下降，至少部分药物存在管路吸附（图 12-2）。

使用 ECMO 期间药物的药代动力学变化无法预测，不可能将其与严重疾病、药物相互作用、RRT 整合，药物监测有助于预防毒性和监测功效。

静脉注射药物应直接给药，而不是通过 ECMO 回路。这降低了操纵连接器期间夹带空气，或由负压导致的无意快速药物输入，凝血因子和脂质丰富的液体，如异丙酚和肠外营养，不可以在 ECMO 回路输注，可能会阻塞氧合器。

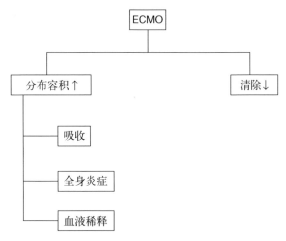

图 12-2　使用 ECMO 期间药代学变化

使用 ECMO 期间药物有效性的变化

ECMO 管路材料复合物可以结合循环蛋白质和药物，增加分布容量，中空纤维的氧合器膜可以减少吸附，缩短管道和使用离心泵的也可以减少吸附。药物分子大小、电离度、亲脂性和血浆蛋白质结合率也可能影响管路吸附。脂溶性药物通过 ECMO 后血浆浓度迅速降低，高度亲脂性的药物，如芬太尼或咪达唑仑几乎全部吸附。然而，并非所有药物都受到影响，并且程度也不一致。反复输血及 ECMO 管路内液体循环，可能导致使用 ECMO 期间循环容量增加，影响水溶性药物浓度。免疫反应及脓毒症导致的蛋白再分布，可降低血浆蛋白结合率，导致未结合蛋白的药物浓度增加，血管外分布浓度增加。

长期消除是多因素的，但肾功能减退是首要因素。半衰期延长的药物如庆大霉素、万古霉素、美罗培南在使用 ECMO 时血药浓度仍保持较高水平。血液滤过或其他连续性 RRT 模式会增加 ECMO 支持患者的药物清除率，但这也是有争议的。

静脉-动脉 ECMO 期间，某些药物如普萘洛尔，也会因肝脏血流量变化影响药物清除率，导致毒性增加，特别是安全范围窄的药物更加明显。药代动力学研究是在离体和新生儿中进行，由于不成熟的酶和清除系统不同，也有许多局限性。

表 12-2 列举了 ECMO 回路对药代动力学的改变。

表 12-2　使用 ECMO 期间药代学变化

因　素	变　化	治疗建议	药　物
血液稀释（循环起始，输血）	Vd 增加	增加负荷剂量，给药频率	亲水药物，高蛋白结合药物
ECMO 管路吸附	Vd 增加	增加负荷剂量	亲水药物
全身免疫反应 / 脓毒症	Vd 增加	增加负荷剂量	亲水药物
器官损害	CL 减少	减少给药频率	肾 / 肝功能损害

注：Vd，分布容积；CL，清除

特殊药物与 ECMO

本节中的许多观点都是基于儿科或体外研究，这在成年患者的 ECMO 中也非常重要。这也说明了在 ECMO 应用中存在很大的可变性和未知性。

体外研究已经证明了芬太尼、地西泮、劳拉西泮和咪达唑仑在 ECMO 循环中明显下降，吗啡吸收较少而更常使用。

对乙酰氨基酚（扑热息痛）较芬太尼明显低亲脂性和蛋白质结合率。

异丙酚是一种广泛使用的短效催眠剂，在 ECMO 循环中明显下降。

右美托咪定是一种高度亲脂性的 α_2 受体激动剂，高达 90% 的药物在 ECMO 循环中丢失。

万古霉素和庆大霉素的分布容积增加，使用 ECMO 期间清除半衰期延长，一些研究表明在停止 ECMO 后，清除半衰期恢复到之前水平，离体研究未发现 ECMO 回路中万古霉素减少。

美罗培南和哌拉西林的血清浓度、分布容积、总清除率和半衰期在 ECMO 和非 ECMO 之间没有显著差异。

大多数非高蛋白结合率或非高亲脂性药物在 ECMO 循环中浓度相对稳定。

卡泊芬净是水溶性的，不受 ECMO 循环影响，给予负荷剂量和 70 mg 的日常规剂量后，在 ECMO 支持的和非 ECMO 支持的患者中浓度无差别。

伏立康唑是一种高度亲脂性的药物，循环中具有显著的清除作用，需要增加初始剂量，结合饱和后需及时减少剂量以避免药物毒性。

神经氨酸酶阻滞剂的血浆浓度不高，这可能与抗病毒效果减退及后期病毒耐药有关，然而，奥司他韦的药代动力学在应用 ECMO 期间似乎没有受到显著影响。

茶碱清除率显著下降、分布容积增加，这可能与应用 ECMO 期间容量增加及由此导致的肝、肾生理学改变有关。分布容量增加和半衰期延长，提示需要给予初始负荷剂量，而后减少维持剂量以避免毒性反应。

呋塞米在循环通路中浓度下降，但间歇性和持续性给药似乎没有区别。

雷尼替丁不受影响。

苯巴比妥和苯妥英等抗癫痫药物在 ECMO 循环中被高度清除，需要更高的负荷剂量和维持剂量。左乙拉西坦是危重癫痫患者的一线治疗药物，它因为药物相互作用少、治疗窗广、亲水性和蛋白质结合率低等特点，在 ECMO 中不受影响。

胺碘酮是高度亲脂性的，在 ECMO 循环中清除，可能需要更高的剂量。

肼苯哒嗪无影响。

尼卡地平由于分布容量较大，需要更高的剂量。

超过一半的肝素被体外循环或血液成分清除。

环孢菌素和胰岛素也在 ECMO 循环中清除。

应用 ECMO 期间营养支持

营养不良可增加重症患者的死亡率，这在 ECMO 支持的患者同样适用。

ECMO 支持的患者表现出明显的分解代谢，消化性溃疡的严重危险因素包括多器官功能衰竭、凝血功能障碍、皮质激素的使用和肠内喂养困难。2 型组胺受体阻滞剂或质子泵抑制剂可用于预防溃疡。鼻咽出血可能是由留置鼻胃管导致，口胃途径可能是首选方案。

ECMO 支持的患者的新陈代谢和能量需求

ECMO 支持的患者的代谢反应表现为胰岛素、儿茶酚胺、胰高血糖素和皮质醇浓度持续升高。活化的巨噬细胞促进细胞因子释放，促进分解代谢，导致死亡率增加。

ECMO 支持的患者通常会出现骨骼肌蛋白的突然分解（危重疾病的分解代谢反应的标志），通过分解来提供糖原异生与合成组织修复的急性期蛋白质和氨基酸的原料。骨骼逐渐丧失肌肉蛋白可导致呼吸肌损害、心脏功能障碍和感染易感性增加。一旦患者开始 ECMO 治疗，就需要重新调整热卡量，最好使用间接测量能量消耗来评估，但实际临床中很少做到。

ECMO 支持的患者营养启动时间和给予方式

持续的代谢应激反应、液体量限制及肠内营养不耐受，使 ECMO 支持的患者足够的营养支持具有挑战性。早期肠内营养可以改善氮平衡，防止肠黏膜萎缩，减少细菌移位，提高免疫力功能，降低总体成本。鼻胃管是肠内营养首选途径，如果鼻胃管营养不能吸收，可考虑空肠营养。不同的观察性研究证实：无论静脉 - 静脉 ECMO 还是静脉 - 动脉 ECMO 支持的患者，在一周内肠内营养均可以耐受到约 25 kJ/（kg·d）的水平，在俯卧位患者中亦可完成。

血流动力学不稳定的患者开始肠内营养的时间和途径尚存在争议，主要障碍是营养中断和胃残留量增加，这可以通过严格的监测来解决，包括允许更高的胃残留量、使用幽门后喂养管和头部抬高 45° 等措施，制订周详的计划可以减少不必要的禁食。

如果 ECMO 支持的患者一周后 24 小时肠内营养

的耐受性仍低于50%，需要进行肠外营养，一旦肠内营养比率大于75%，即可停止。不耐受肠内营养的患者可能需要肠外营养，肠外营养在理论上可能对氧合器产生影响，但实践中很少见。

肠内营养大大增加了患者总液体量，需要平衡液体与和热量之间的矛盾，清醒的患者可以口服，但不需要额外的补品。

ECMO 支持的患者对蛋白质、糖类和脂质的需求

ECMO 支持的重症患者高水平的蛋白质用于对抗炎症反应，保证组织修复，蛋白质分解可导致膈肌、肋间肌和心肌损害，氨基酸可以减轻负氮平衡，RRT 患者氨基酸通过过滤器会有损耗，因而需要更高水平的支持。

对处于肝、肾功能不全边缘的患者，应避免给予过量蛋白质，值得注意的是，肠内或肠外营养补充谷氨酰胺以减少重症患者的败血症并发症也不再推荐。

与大脑、红细胞和肾脏髓质相同，骨骼肌的分解代谢产生葡萄糖，提供能量给受损伤的组织，脓毒症患者的葡萄糖氧化和糖异生升高 3 倍。膳食葡萄糖对减少糖异生无作用，多余的葡萄糖转化为脂肪，导致二氧化碳的产生。正常的酮代谢与应激状态下不同，代谢受损使葡萄糖成为大脑的主要燃料。

重症患者的脂质代谢加速，游离脂肪酸和甘油进入甘油三酸酯再循环。大约释放的 1/3 脂肪酸被氧化释放能量，提供应激患者的能量需求。部分三酰甘油可以转化为丙酮酸，然后代谢为葡萄糖，提供膳食葡萄糖不会减少脂质回收。

电解质血浆水平（钾、钠、钙、氯化物和碳酸氢盐）需要经常监测，流体转换，疾病分解代谢、多种药物使用会引起电解质水平的变化。钾转移可导致心律失常，低磷血症可能导致血小板减少症和呼吸肌功能障碍。低镁血症导致心律失常。低氯血症导致代谢性碱中毒，抑制呼吸驱动，导致细胞内钾转移障碍和游离钙降低，氯化物通过肠外营养补充。维生素和微量元素在 ECMO 支持的患者中与健康人群中相似，剂量过大存在风险。

在应用 ECMO 期间经常需要肾脏替代疗法（参见本章"肾功能和 ECMO"部分），与其他重症患者 RRT 支持相同。

肠内营养相关并发症

与肠内营养相关的不良事件包括吸入性肺炎、医院获得性肺炎和腹部并发症。

缺血性损伤导致腹部器官的血流量减少，导致细菌易位和多发性器官衰竭，血管活性药物可能会加剧这种情况。对于腹胀，胃减量或胃残余液体增加，排气、排便减少，肠鸣音减弱，代谢性酸中毒和/或碱缺乏应该密切随访，病情需要时启用 ECMO。

ECMO 的护理

与其他复杂的重症患者护理相似。

除了本书中提出的各种观点，应特别注意导管位置和管道压疮增加的风险（图 12-3）。

护士在康复过程中发挥关键作用（参见本章"康复"部分）。

耳后套管侧臂压力

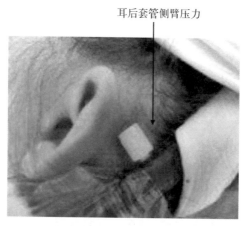

图 12-3　患者在进行 ECMO 治疗时出现压疮的风险显著增加

理疗与 ECMO

ECMO 支持的患者需要进行物理治疗，多学科康复团队中理疗师必不可少（参见本章"康复"部分），ECMO 支持的患者应该由合格的理疗师及早进行评估。胸部理疗可以减少呼吸机相关性肺炎，改善肺顺应性，加强痰清除，并解决肺不张和肺叶塌陷。胸部理疗在早期主要清除气道分泌物，后期主要恢复肺容量。唯一限制在于 ECMO 管路位置及抗凝的限制。

吸痰可能会导致致命性出血，胸腔内压力改变可以影响 ECMO 血流量。

康　复

越来越多的证据表明，早期康复可改善重症患者功能，缩短机械通气时间，减少 ICU 时间和住院时间。康复治疗可能会减少 ECMO 支持时间，早期康复干预可降低谵妄发生率和死亡率。

ECMO 支持的患者长时间卧床休息，肌松剂和类固醇激素（ECMO 治疗前）使用增加，这些因素增加了继发性功能障碍的风险。

病情复杂的患者需要多学科方法来提供康复治疗，包括有经验的工作人员对患者进行动员。颈内或股动脉插管患者亦可康复，静脉插管者可以下床活动，而股动脉插管不方便下床。这也是外周插管 ECMO 患者早期不能康复训练的另一个原因。

插管的固定和安全性在康复训练中非常重要，对管路的监测需要持续进行，对于插管装置需要用束带、胶带及其他辅助措施固定。机器运转需要团队合作，包括护士、理疗师和精通 ECMO 循环回路并能处置紧急情况的专业人士。

康复训练的过程要清晰地告知患者和 / 或家庭，其风险和益处也需要明确告知，专业的言语和语言治疗师及心理治疗师也应该尽早开始。

本章要点

- 可以在没有镇静的情况下提供 ECMO 支持。
- 无论是否有 ECMO，RRT 的治疗原则都是相同的。
- RRT 回路可以连接到 ECMO 回路中。
- 给予 ECMO 支持的患者的所有药物都需要监测。
- ECMO 支持的患者表现出明显的分解代谢反应。

（姜丽静 李 响 译）

拓展阅读

[1] Askenazi DJ, Selewski DT, Paden ML, *et al.* (2012). Renal replacement therapy in critically ill patients receiving extracorporeal membrane oxygenation. *Clinical Journal of the American Society of Nephrology*, 7, 1328–1336.

[2] Jamal JA, Economou CJ, Lipman J, Roberts JA. (2012). Improving antibiotic dosing in special situations in the ICU: burns, renal replacement therapy and extracorporeal membrane oxygenation. *Current Opinion in Critical Care* 18, 460–471.

[3] Wildschut ED, Ahsman MJ, Allegaert K, Mathot RA, Tibboel D. (2010). Determinants of drug absorption in different ECMO circuits. *Intensive Care Medicine*, 36, 2109–2116.

第 **13** 章

体外二氧化碳去除

原　理

　　体外二氧化碳去除（ECCO₂R）是急性重症呼吸衰竭患者出现高碳酸血症伴有呼吸性酸中毒时需要的措施，可用于支持低机械通气策略，促进二氧化碳清除。

　　ECCO₂R 回路中血液经过由中空纤维材料制作的扩散膜，回路通常有肝素涂层以减少血栓形成，并可抵抗血浆渗漏。血液在膜的一侧流动，另一侧通气。提高通气的速度增加二氧化碳的清除。ECCO₂R 的原理是血液流动需要通过扩散膜来交换二氧化碳（同时保持通气气流）。二氧化碳交换量至少与体内代谢产生的水平相当。较低的血流量可以用较小的插管，并降低整体风险。

　　在 ECCO₂R 期间，如果加入氧气，随着气流通过，氧气将扩散穿过扩散膜，清除二氧化碳的过程中改善氧合，但这对患者来说通常是微不足道的，因为这种含氧血液会立即被更大容量的脱氧血液稀释。如果要改善氧合，需要更高的血流量，这时就需要 ECMO 了。

　　二氧化碳清除会减少呼吸机使用，从而减少呼吸机相关性肺损伤，使用 $ECCO_2R$ 可以让患者免于插管及机械通气。

　　$ECCO_2R$ 可以成为肺移植的桥梁，可以支持急性或慢性肺病（如 COPD 患者的肺炎），$ECCO_2R$ 期间血流量低，需要持续抗凝治疗。值得注意的是，由于血流量低，这类患者血栓发展比 ECMO 更快。

$ECCO_2R$ 的设备

动脉-静脉 $ECCO_2R$

利用患者动静脉压力梯度泵血通过膜，通常选用股动脉和股静脉插管，平均动脉压大于 60 mmHg，血流速度为 $0.5 \sim 1.2$ L/min，正常血流阻力很低，一旦有血栓形成，血流阻力增加，需要更高的压力保持足够的流量。

　　该系统的优点包括插管简单，可以在 ICU 床旁超声引导完成。此外，由于设计简单，允许膜肺定位在床上患者的双腿之间，很容易携带。动脉-静脉 $ECCO_2R$ 存在插管动脉远端肢体缺血的风险，可以通过导管转流的方式解决。

使用无脉性动脉-静脉系统，患者的血流发生改变。心脏必须泵血至大脑、肝脏、肾脏、其他器官和 $ECCO_2R$ 的膜。

静脉-静脉 $ECCO_2R$

静脉-静脉 $ECCO_2R$ 利用泵产生流量穿过膜，单流量静脉插管是可能的，流量低，即使有入和出两腔，也可以使用较小的插管，设置非常类似于 RRT，实践中，很多时候也试图将两者合二为一。然而，这可能面临着更高的血栓和回路阻塞风险。

静脉-静脉 $ECCO_2R$ 患者比较容易接受。

$ECCO_2R$ 并发症

并发症与 ECMO 类似。动脉插管引起的远端肢体缺血是静脉-动脉 $ECCO_2R$ 的主要风险，隔室综合征需要行下肢筋膜切开术或截肢术是严重的毁灭性的后果。

大出血是 $ECCO_2R$ 最常见的并发症。低血流需要全身性抗凝，这明显增加了大脑、胃肠道和鼻咽部出血可能。反之，如果抗凝不足，血栓或血凝块入血，会引起膜堵塞或管腔堵塞。

肝素诱导的血小板减少症和血小板减少症（详见第 7 章）也是常见的，插管部位的出血和感染很多。

临 床 管 理

抗凝

ECCO₂R 的抗凝原则与 ECMO 相同（详见第 7 章），由于 ECCO₂R 流速低，有时需要比 ECMO 更高剂量的抗凝支持。

管路监测

管路监测的首要目标是防止紧急情况和患者并发症。血流、气流和二氧化碳去除量（如果可用）应每小时记录，血流量可使用超声波流量探头持续监测。低流量可能是由管子弯曲或血栓形成引起，会增加回路和氧合器中凝血风险，且二氧化碳的去除效率低，可以通过膜前和膜后血液采样来测量二氧化碳的清除情况，一些系统自动测量二氧化碳。对于 ECMO，膜上的水蒸气会减少气体转移，需要定期吹气排水。

任何可见的凝块都需要重视，应定期检查回路和泵，记录血栓发生情况和位置，如果出现在回血端更需要注意。每小时记录远端肢体情况，及早发现血流不畅，预防缺血的并发症。

应定期检查插管部位，注意有无感染或出血的迹象，充分固定、定期检查防止意外拔管，观察皮肤，不要受压。

患者管理

所有原则都与 ECMO 患者使用的原则相同。

$ECCO_2R$ 的撤除

当患者不需要正压通气可以维持适当的 $PaCO_2$ 时，就可以尽快撤除 $ECCO_2R$ 治疗，在治疗期间应每天尝试脱机测试。

本章要点

- 通过较低的血流量实现二氧化碳清除。
- $ECCO_2R$ 可以减少机械通气损伤（最小损伤肺通气）。

（姜丽静　李　响　译）

拓展阅读

[1] Health Quality Ontario. (2010). Extracorporeal lung support technologies-bridge to recovery and bridge to lung transplantation

in adult patients: an evidence-based analysis. *Ontario Health Technology Assessment Series*, 10, 1−47.

[2] Moerer O, Quintel M. (2011). Protective and ultra-protective ventilation: using pumpless interventional lung assist (iLA). *Minerva Anestesiologica*, 77, 537−544.

[3] Terragni P, Maiolo G, Ranieri VM. (2012). Role and potentials of low-flow CO_2 removal system in mechanical ventilation. *Current Opinion in Critical Care*, 18, 93−98.

第 **14** 章

器官捐献的 ECMO 支持

许多等待移植的患者会在等到器官之前死亡，或因病情太重无法移植。对于边缘脑死亡或心脏死亡后器官捐献（DCD）的供体，可以给予积极的支持。

器官缺血是边缘脑死亡或 DCD 供体中器官质量下降的最主要因素，在 ECMO 的支持下，可以改善实体器官灌注和氧合。

ECMO 作为脑死亡者器官
捐献的桥梁

在脑死亡供体中，宣布死亡前、中、后的过程中，由于缺少生理支持，器官经常是不可用的。侵入性的血流监测，血管活性药物、类固醇，以及激素替代等往往也使供体的器官不能被安全使用。

不稳定的脑死亡供体可进行静脉-动脉 ECMO 进行器官支持。如果在脑死亡诊断之前支持，不能进行标准测试。例如，呼吸暂停测试必须被修改并需要减

少气流量允许 $PaCO_2$ 显著上升。

ECMO 作为无心脏跳动的捐献者的桥梁

无心跳或 DCD 供体是指心肺复苏不成功的人。非受控供体是在社区发生紧急事故随后入院者。受控供体是脑损伤患者，疾病不可逆转但没有达到脑死亡标准，捐献意味着停止治疗。

除了伦理考虑，死者心脏未得到充分利用，由于较长时间的高代谢率，移植物存活率较低，在这样条件下获得的缺血肝脏情况更差，但对肾脏、肺脏和胰腺影响不大。早期 ECMO 支持可以提高器官生存率，增加潜在的捐助池。

非受控 DCD 捐赠者的胸外按压、机械通气和 ECMO 程序在一些国家已成功实施，这涉及将潜在的 DCD 捐献者转运到医院，并开始股骨-股静脉-动脉部分体外支持，深低温保存腹部，等待家属同意。

受控捐献者宣布死亡后可以快速建立静脉-动脉 ECMO，为后期心脏成功移植提供基础。伦理问题根据国家和当地的情况进行指导。

（姜丽静　李　响　译）

拓展阅读

Shemie SD. (2014). Life, death, and the bridges in-between. *Annals of the New York Academy of Sciences*, 1330, 101–104.

第15章

ECMO 注册和研究

ECMO 是一种适用于少数患者的特殊技术。注册是非常有必要的，可以确保许多临床医师分享经验及学习。

体外生命支持组织注册

ELSO 维护着一个数据注册表。它从 1989 年开始（详见第 1 章：开始），但数据可以追溯到 1976年，它有 100 多个中心提供数据，最初基本上是儿科数据。

数据录入是自愿的，但需要作为成员加入。会员支付年费，允许他们输入数据和接收定期报告，包括跟类似中心进行的预后比较。注册表总结累积经验，对个人开放，允许对特定患者预后进行查询，支持观察性研究并允许基准测试。

国际 ECMO 网络

　　国际 ECMO 网络（ECMO-Net）致力于进行和支持高质量、高影响力的研究，旨在确定体外生命支持在成人呼吸和心力衰竭管理中的作用，帮助建立其应用的科学基础，并推动其持续改进。

　　ECMO-Net 致力于该领域内的科学研究合作，其研究人员来自世界各地，可以提出并领导项目，而网络则为这些项目进行招募并确定优先顺序，并推进临床试验。

（沈国锋　李　响　译）

拓展阅读

[1] Extracorporeal Life Support Organization, 具体请查阅以下网址：https://www.elso.org。

[2] International ECMO Network, 具体请查阅以下网址：http://www.internationalecmonetwork.org/。

附录 1

ECMO 的未来

未来是无法预测的。

在 20 世纪 80 年代，没有人能够预测到移动电话会无处不在，以及越来越多的患者使用 ECMO。

不久的将来或现在，将会通过改进回路和设计来改善 ECMO 的复杂性，并分享实践和临床经验。

ECMO 支持的关键是哪些患者需要用，用的时候如何管理，并要知道某些患者不会受益于 ECMO 的支持。

ECMO 支持通常是最后的选择，研究的目标应放在如何预防和治疗那些导致需要 ECMO 支持的疾病情况。

ECMO 技术人员将继续努力改进 ECMO，而临床医师的目标是找到原因，避免 ECMO 的使用。

（沈国锋　李　响）

一位患者的证言：ECMO 拯救了我

准确地定义什么可以帮助你康复是有点困难的，因为这在你的生活中没有先例。你迫切地寻找着一个隐形的路标，一个你正在寻找却不能在地平线上看到的目的地。

被一群医师、护士、理疗师悉心照顾是一次非常独特的经历。当我能正视那些经常听到其名字的人时，我的人生（也）达到了前所未及的境界。作为康复过程的关键部分，我被允许亲口（对他们）说"谢谢"，因为我活了下来，（现在已经能）不依赖任何机器了，并且恢复得非常好。

尽管已经没有任何在医院里的记忆了，我仍然怀疑自己在没有意识的情况下被"录入"了许多重症监护期间的声音。当我听到 ECMO 的警报声时，这种感觉虽然来得很慢，但是却强烈而确切。这是属于我的（在医院里）唯一的记忆，我很珍惜它。若不是亲身验证，是体会不到这种奇妙的令人安心的感觉的，因为它可以解释从那以后发生的一切。它为我过去 30 个月的人生经历赋予了合乎逻辑的意义。

更值得注意的是，（他们）突发灵感，把我带到了一位正在接受 ECMO 治疗的女士床边。这是我非常想做又羞于启齿的事。我一下子有点不知所措，又有点惊讶，但是我一点也不害怕。它让我意识到我曾经走了多远。

这对我来说是一次真正的（情感）宣泄的经历。鼓励患者重返（重症监护治疗病房）是非常重要的，因为这种经历不仅是他们康复过程中的里程碑，同样是他们寻求接受的里程碑。

曾有人告诉我当时我很勇敢，我却不认为这是真的。你要么沉下去，要么学会游泳。我别无选择，仅此而已。奇怪的是，它使事情变得简单，因此更容易继续下去。

我也相信，你永远不知道自己能坚持到何种地步，除非你受到某种挑战而不得不继续下去。如果你从来都没有这样做过，你就真的很幸运了。

如果注定事不如愿，那就剩下一个选择：

反击回去！值得这样一搏。